Projeto Luz

Rogerio Randolph

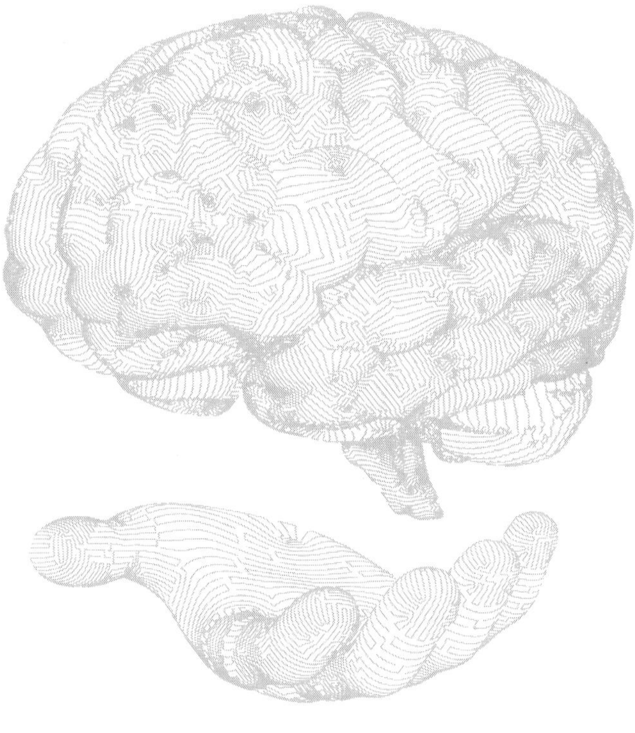

2023

2ª Edição

Dados Internacionais de Catalogação na Publicação (CIP)
(Câmara Brasileira do Livro, SP, Brasil)

Randolph, Rogério
Projeto luz : por que a aceleração tecnológica impacta nossa saúde e o que fazer para vivermos com mais qualidade de vida / Rogério Randolph. -- Rio de Janeiro, RJ : Ed. do Autor, 2023.

ISBN 978-65-00-67553-5

1. Alimentação 2. Atividade física 3. Cuidados de saúde 4. Redes sociais 5. Saúde emocional 6. Tecnologia - Aspectos psicológicos I. Título.

23-152412 CDD-613

Índices para catálogo sistemático:

1. Qualidade de vida : Promoção da saúde 613

Tábata Alves da Silva - Bibliotecária - CRB-8/9253

Texto revisado segundo o Novo Acordo Ortográfico da Língua Portuguesa.

Projeto gráfico: Z9 Comunicação
Fotos:
Revisão:
Produção de conteúdo: Andréia Amaral (Viralume Produções Editoriais e Projetos Educacionais
Logotipo: Cubiculo Design

Ficha catalográfica

À sua melhor versão.

Agradecimentos

No surf, a gente logo aprende a importância do equilíbrio, do respeito à natureza e a como lidar com o imprevisível.

Às vezes, somos derrubados e tudo o que é possível fazer é ter paciência, respirar fundo e esperar a melhor onda para recomeçar. Na vida não é diferente. Os imprevistos nos colocam diante das nossas limitações, bagunçam a maré e, nessas horas, é fundamental ter resiliência e coragem para assumir novos riscos.

Mas, para isso, é preciso estar com a saúde em dia e a cabeça no lugar. Agradeço àqueles que foram minha rede de apoio para as vezes em que fui vencido pela arrebentação. Eu não desisti.

Agradecimentos

Deus
A toda minha família
Meu filho Noah Bueno Randolph
Minha mãe Clara Sverner
Alan Crean
Andréia Amaral
Alexandre Grecco
Edson Sá
Fabio Arruda
Fernanda Capobianco
Glauco Cavalcanti
Guilherme Trotta
Luiz Edgar Montaury
Maheua Khaled
Marcela Venturin
Marcos Mattatia
Moa Zeitel
Nilton Bonder
Phillip Penn
Ricardo Orenstein
Rodrigo Bleque
Z9 marketing
Cubículo Design

Prefácio

Nilton Bonder

No ano 2000 fui a um encontro de representantes de todas as tradições ancestrais e espirituais do planeta, realizado pelas Nações Unidas. Um novo milênio se avizinhava e, numa toada civilizatória, tentávamos contemplar a grandeza de suas transformações.

Ao voltar, impactado pela sensação de que a nossa geração testemunharia uma transformação sem precedentes até então, escrevi em 2001 um livro intitulado Fronteiras da Inteligência. Nele falava sobre o impacto que o futuro teria sobre a vida pessoal de todos nós, apontando para o fim do trabalho e das relações sociais totalmente modificadas.

O Projeto Luz de Rogério Randolph trata deste mundo uma "maioridade" à frente e com parte dessa realidade já instaurada. Este livro aborda o mundo de dentro da tecnologia frenética, da socialização virtualizada, de novas relações com o corpo, da longevidade bizarra e da disrupção de propósitos existenciais básicos que nos circundam.

Rogério se apresenta no início do texto numa condição vulnerável e vitimizada, como todos nós, por esse desmoronamento e atropelo. Ele vai então tecendo caminhos para resgatar potências que, com sagacidade e sensibilidade, podemos ampliar nestes novos tempos. Ele descreve os novos cenários e depois passa a abordar o sempre mais importante: e o que eu faço?

Sua proposta é uma síntese importante, fundamental, para que cada um de nós — sobreviventes de outra era — e também para os que a inauguram possamos refletir sobre nossa condição. Chama-me a atenção que o trecho sobre as ações possíveis, "A Corrente do Bem", trata exatamente da perda de importância do trabalho, paradigma de toda a história de nossa civilização. Até o presente, a produtividade humana manifestada pela conquista do meio ambiente e pela geração de segurança alimentar e física era a tarefa maior, o propósito básico de nossa existência, a ponto de explicarmos, com senso pleno de lógica, a nossos filhos a razão pela qual deveriam ir para a escola: para aprender uma profissão, para ganhar seu sustento e estabelecer, pelo labor, um bom nome para si. É cada vez mais difícil vender esse projeto a nossos filhos. A existência está ganhando contornos distintos, ou melhor, ênfases distintas.

O autor lista os afazeres existenciais através dos cuidados com a nutrição, a espiritualidade, a atividade física, as redes sociais e as metas da vida, que, como disse, não são novidades, mas estão em outro lugar. Essas tarefas sempre existiram, porém, circundando o eixo existencial que era a profissão. Essa áxis, na qual a vida pivotada se foi, subsiste ainda pelo fator sustento, mas não é mais um pilar proposital.

Não há como demandar de ninguém em pleno processo e enxurrada de questões ontológicas respostas absolutas. Rogério, no entanto, faz uma síntese que ajuda a elaborar sobre a complexidade de nosso mundo. Ele traz apontamentos científicos e acadêmicos que norteiam este desnorteamento e, como uma luminária, clareia trilhas escurecidas de ineditismo. O escuro, por sua condição sombria, parece sempre ameaçador e sinistro. No entanto, no espírito de nossos índios que amam a noite, Rogério nos leva num passeio pelo breu de um presente tão encharcado de futuro. O presente é o nosso espaço de presença, nossa casa, e muito passado ou muito futuro causam estranhamento e repulsa, provocando insegurança e medo.

Daí o título deste projeto: Luz! Não se trata da "luz no final do túnel", porque o túnel está apenas começando. É, porém, a luz da paz e confiança no caminho que só podem ser obtidos, respectivamente, pela alegria e pela fé. A depressão e o cinismo, o autor frisa isso várias vezes, não são ferramentas eficazes para lidar com a vida.

A força maior desse olhar positivo advém de nomear este trabalho como um projeto. Não é uma simples leitura, mas tem a intenção de colocar em ação, de mobilizar. Talvez seja irônico que em tempos em que buscamos dilatar nossa existência, as finalidades fiquem mais diluídas e fluidas. Menos fim, menos finalidade. Rogério aborda esse projeto no qual os meios têm de aprender a se fazer fins!

Rabino Nilton Bonder

Sumário

Apresentação.... 10

1. A aceleração da tecnologia e suas consequências.... 15

2. Como usar as redes sociais de uma maneira mais saudável .. 34

3. Como gerar os bons hormônios 50

4. A corrente do bem 58

- Nutrição.... 61
- Atividade física.... 72
- Espiritualidade.... 78
- Relação pessoal.... 81
- Propósito.... 86

5. O poder da gratidão.... 92

6. O que as *Blue Zones* têm a nos ensinar.... 106

Considerações finais.... 112

Apresentação

— Rogério, como você se definiria em apenas uma frase?

Ouvi essa pergunta quando almoçava com um antigo colaborador de trabalho, a quem admiro muito, que se tornou grande amigo. Na hora, pego de surpresa, não consegui responder de imediato. Passei 24 horas pensando na provocação que ele havia feito, até que mandei a resposta pelo WhatsApp:

— O Rogério é alguém que nunca desistiu de ser feliz!

Este livro é a história dessa frase, que também resume a história da minha vida até aqui. Em 2017, precisei fechar minha editora depois de ter me dedicado por 17 anos, com sucesso, a uma área em que eu amava atuar. Na mesma época, passei por uma separação, com um filho pequeno, e ainda enfrentei a perda do meu pai.

Eu me lembro que o momento mais difícil do dia era a hora de acordar. Parecia que meu corpo pesava uma tonelada. Minhas reservas financeiras diminuíam mês a mês diante de uma dura recessão que assolava o Brasil. O Rio de Janeiro, estado em que nasci e moro até hoje, experimentava um processo de decadência e esvaziamento econômico jamais vistos. Para dificultar esse cenário, uma grande revolução tecnológica estava em curso, e essa mesma revolução ajudou a destruir meu modelo de negócio em 3 anos.

Meu filho tinha 5 anos nessa época. Eu olhava pra ele, consultava meu extrato bancário e era tomado pelo desespero, não enxergava saídas. Cheguei a pensar em dar um fim àquilo tudo. Mas resolvi procurar uma profissional com quem já havia feito análise no passado, uma pessoa que tinha sido um apoio importante em outros momentos difíceis.

Retomamos as sessões de terapia e aos poucos passei a dividir com ela meu interesse em estudar sobre as novas tecnologias. Sempre tive um perfil empreendedor, sou um leitor compulsivo, curioso e movido por desafios e paixões. Comecei a estudar tecnologias disruptivas (disruption tecnologies), percebendo que poderia ser uma área para investir no meu próximo negócio. Com o tempo, fui me empolgando com o tema, e ela, notando minha animação, sugeriu que eu tentasse apostar em algo que tivesse a ver com mídias sociais.

Primeiro relutei um pouco, porque fiquei com receio de me expor demais num espaço onde todo mundo quer se mostrar bem-sucedido, pouco vulnerável, mas a verdade é que aquele universo me fascinava. Então, comecei a pensar em como estruturar algum tipo de conteúdo que pudesse me trazer leveza e prazer, ao mesmo tempo que oferecesse algo relevante para outras pessoas.

Acabei optando por falar de um tema que quase ninguém tratava no país em 2017, ano em que o iPhone completava 10 anos de lançamento. Resolvi mergulhar nesse oceano das tecnologias e abordar o assunto a partir das seguintes perspectivas: o tamanho da indústria, o poder da tecnologia e aquele que me parecia o aspecto mais obscuro, de acordo com os estudos que eu fazia com base em Sherry Turkle, uma psicóloga do MIT: os efeitos que a tecnologia tinha nas relações sociais. A série era colaborativa (transmitida pelo Instagram e Facebook), as pessoas mandavam imagens de diversos países para ilustrar o tema, e foi um grande sucesso.

Enquanto lia muito e estudava para produzir conteúdo, me deparei com vários autores que falavam sobre o que essas tecnologias iriam fazer com as pessoas e seus empregos, o impacto de tudo isso no mercado de trabalho. Percebei aí outro tema fantástico e fundamental para abordar nas minhas redes: o novo cenário no mercado de trabalho.
Em 2018, comecei a série Futuro do Trabalho, tendo como base quatro autores que eram então vanguarda no assunto: Thomas Friedman, Scott Galloway, Peter Diamandis e Vivek Wadhwa. A série também foi muito bem acolhida nas mídias sociais, por conta da relevância do tema e da riqueza e ineditismo das informações.

Conforme eu me aprofundava nos estudos para criar conteúdo para duas séries (Mundo Tela e Futuro do Trabalho), percebia um tema recorrente: os impactos da aceleração da tecnologia na saúde mental, na economia e no mercado de trabalho. Fui me aprofundando e me deparei com números assustadores, uma verdadeira epidemia que a sociedade vem tentando ignorar.

Foi daí que surgiu o Projeto Luz: a ideia de falar sobre o problema, mas tentando focar nas soluções. Eu ainda estava tentando amenizar as consequências, quando o mundo foi paralisado pela pandemia da covid-19. Entendi que os números que já eram alarmantes iriam se potencializar. Talvez por ser filho de um emigrante belga que teve de abandonar sua pátria no dia em que a Alemanha invadiu a Bélgica, em 1940, cresci ouvindo uma série de histórias desse período que sempre me intrigaram. Isso deve ter me preparado para esse momento, em março de 2020, quando consegui perceber que estávamos diante de um novo momento histórico e que, se quiséssemos sobreviver, teríamos de aprender a cooperar e contribuir para a coletividade.

Comecei o Projeto Luz nas mídias sociais depois de vários meses postando informações relevantes e inéditas sobre como uma rotina simples, baseada em neurociência, pode nos dar uma melhor condição física e emocional. O resultado disso foram dezenas de milhares de interações. É curioso, mas a verdade é que as pessoas geralmente esperam que um livro sobre felicidade tenha como ponto de partida um momento de infelicidade. De fato, há um certo sentido nisso, foi assim o início da minha jornada. Infeliz e desesperançoso, achei que havia chegado ao fim, mas ganhei uma dose de ânimo quando, durante uma discussão com a mãe do meu filho, inesperadamente, ouvimos ele falar a seguinte pérola: "Papai está de parabéns." Não entendemos bem o que ele queria dizer com aquilo, perguntamos qual o sentido do que ele acabara de dizer, e então ouvimos: "o papai não desiste nunca."

Veio daí o combustível que eu precisava para seguir em frente. Bastou juntar com essa dose de ânimo o conhecimento sobre as novidades da neurociência que mostram como a felicidade pode ser "hackeada" e compreendida. A produção de alguns hormônios pode proporcionar uma vida emocional mais equilibrada e satisfatória. E eu quis ir atrás dessa descoberta.

Aprendi que focar numa vida emocional mais equilibrada e satisfatória ajuda na produção de serotonina e que para estimular a produção desse hormônio eu precisava criar uma rotina que contasse com: SERENIDADE, SILÊNCIO, SABEDORIA, SABOR, SEXO, SONO e SORRISO. Por outro lado, entendi que condutas baseadas em RESSENTIMENTO, RAIVA, RANCOR, REPRESSÃO e RESISTÊNCIAS deveriam ser evitadas, porque elas facilitam a produção de cortisol, um hormônio corrosivo para as células e que acelera o processo de envelhecimento.

As condutas "S" são capazes de gerar ÂNIMO, AMOR, APREÇO, AMIZADE, ALEGRIA, ACEITAÇÃO e APROXIMAÇÃO, enquanto as "R" nos despertam DEPRESSÃO, DOR, DESPEITO, DESÂNIMO, DESESPERO e DESOLAÇÃO. Quando nos esforçamos para uma existência que tem como base esse alfabeto emocional, é possível vivermos mais tempo e com mais qualidade.

O Projeto Luz foi pensado para ser um mapa que possa guiar você por essa jornada fascinante, em busca dos bons hormônios. Parece difícil, mas a verdade é que precisamos de atitudes muito triviais. São pequenas mudanças no cotidiano.

Você está pronto para mudar suas escolhas e adotar um novo padrão de vida? A felicidade pode estar numa simples mudança de direção. Mas é preciso coragem e o primeiro passo.

Vamos juntos?

> "Não é sinal de saúde estar adaptado a uma sociedade doente."
>
> Jiddu Krishnamurti

1•
A aceleração da tecnologia e suas consequências

"Toda tecnologia tem seu potencial e seu risco."

Vivek Wadhwa

Marcela está exausta. Pediu que a Alexa a despertasse às 5h30 do dia seguinte. Já havia deixado a cafeteira programada para as 5h45, tempo calculado para levantar, engolir rapidamente o café preto sem adoçar e chamar um motorista pelo aplicativo. No caminho, iria aproveitar para, pelo smartphone, acertar os detalhes da apresentação em power point que faria às 8h, no escritório.

Durante o trajeto, desmarcou, pela segunda vez, a consulta com o médico de agenda apertadíssima, mas os compromissos do trabalho não estavam deixando brecha para o autocuidado. A coluna ainda iria doer por mais alguns dias, até que conseguisse um novo horário.
Aproveitou também para fazer a lista do mercado: sabonete, detergente, cápsulas de café, biscoito de água e sal, chá gelado, requeijão light, um pacote de sopa instantânea, uma garrafa de vinho, amendoim e chocolate.

Antes de o carro dobrar a esquina e pegar a rua da empresa na qual trabalhava, Marcela sentiu os olhos encherem d´água. Há um mês não se encontrava com as amigas para a resenha que até alguns meses atrás era sagrada, às quintas à noite. E não via a hora de passar na casa da mãe para aquele colo que sempre a acalmava. Mas o tempo urge e ela sabia que não podia bobear ou o cargo para o qual tanto havia se preparado poderia, simplesmente, ser oferecido para outro colega de trabalho.
Vinha dormindo de 4 a 5 horas por noite, há tempos largara o pilates e sentia como se todos os dias fosse para a cama sem ter cumprido tudo aquilo que havia se proposto a fazer. O peito apertava, a cabeça doía e ela tentava se distrair olhando a vida dos outros nas redes sociais até adormecer. A vontade era ficar deitada por dias, sem abrir a cortina e encarar o mundo lá fora.

Quantos de nós já nos sentimos iguais a Marcela? Sonhamos e planejamos carreira e vida pessoal bem-sucedidas, mas acabamos sendo engolidos pela rotina estressante e ficamos prisioneiros de um ritmo que, a médio e longo prazos, prejudicam nossa saúde física e mental. Queremos melhorar de vida para usufruir do bem-estar com amigos e familiares, mas, na prática, nos afastamos deles para dedicar parte do nosso tempo, durante um importante período da vida, ao trabalho.

O progresso tecnológico que vimos acompanhando nas últimas décadas proporcionou à humanidade um salto de qualidade de vida, a democratização da informação, o aumento da expectativa de vida em cerca de 30 anos, mas a pergunta é: a que preço?

Segundo a Organização Mundial da Saúde (OMS), a depressão deve se tornar a doença mais comum no mundo nos próximos 20 anos, afetando mais pessoas do que qualquer outro problema de saúde. Na América Latina, o Brasil é o país com mais ocorrências desse tipo de transtorno. Logo, apesar do progresso, é fato que na área da saúde mental estamos tendo um retrocesso.

Por trás de toda essa aceleração, está a Lei de Moore – especialistas que estudam o assunto associam esse cenário a uma tese proferida em 1965 por Gordon Earl Moore, cofundador da fábrica de processadores Intel. De acordo com Moore, a partir da década de 1960 a tendência era que os transistores diminuíssem de tamanho e se duplicassem em quantidade nos chips numa proporção de dobra a cada 18 meses – a primeira tecnologia exponencial da história da humanidade. O resultado é o aumento da capacidade de processamento dos dispositivos e a promoção do avanço tecnológico.

Se pararmos para pensar na quantidade de vezes que trocamos de celular desde que esse tipo de aparelho se tornou disponível no mercado, veremos que a profecia de Moore, de fato, se confirmou. Hoje, carregamos no bolso um dispositivo capaz de armazenar mais informações do que aqueles primeiros computadores que ocupavam nossas mesas de trabalho na década de 1990. Mas essa facilidade traz com ela uma dificuldade: não estamos preparados para acompanhar a velocidade cibernética, e o custo para o ser humano vem se mostrando alto demais: ansiedade e insegurança.

O ser humano vive numa lógica linear. Por exemplo: quando damos 30 passos, significa que avançamos mais ou menos 30 metros. Mas se pensarmos nesses mesmos passos de acordo com a lógica exponencial, ou seja, 30 dobras subsequentes (2, 4, 8, 16, 32, 64, 128...), após a trigésima dobra teríamos percorrido a distância de 1 bilhão de metros, o equivalente a 26 voltas no planeta Terra. Esse mundo exponencial é muito diferente daquele que nosso cérebro evoluiu para entender.

40 Anos de Dados de Tendência de Microprocessador

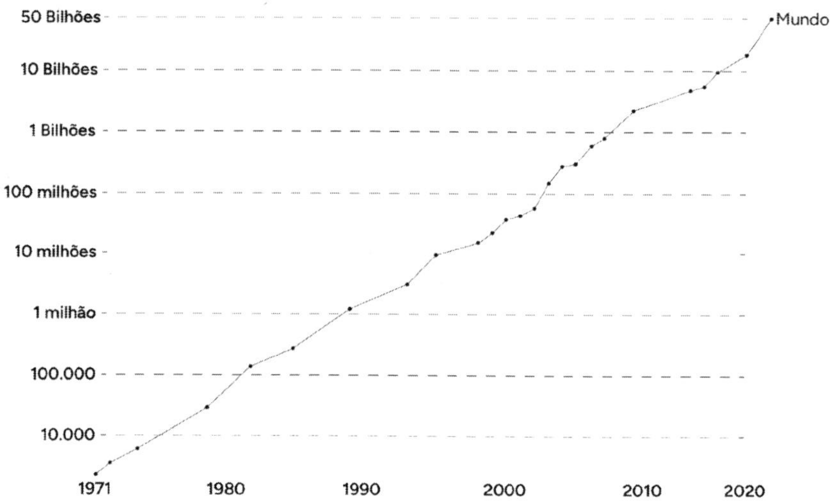

A Lei de Moore previa que a eficiência dos computadores dobraria a cada 18 meses, com o mesmo custo de fabricação, aumentando o poder de processamento dessas máquinas.
Fonte: Karl Rupp. 40 Years of Microprocessor Trend Data

Adaptação X Tecnologia

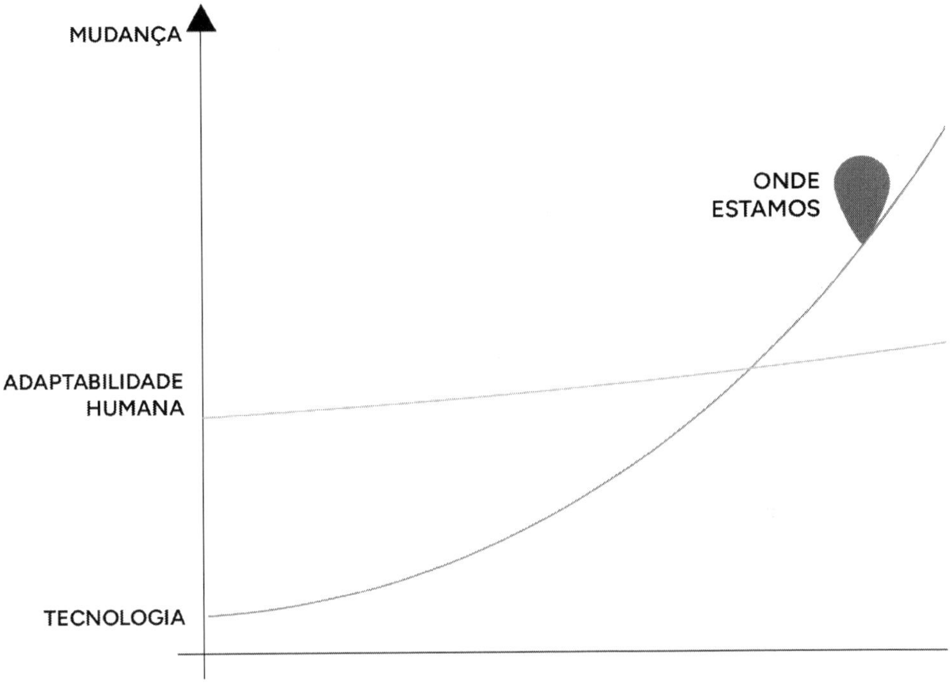

No início do século XIX e parte do XX, eram necessários cerca de 30 anos para que a tecnologia sofresse um avanço que significasse um grande ponto de ruptura e tornasse o mundo desconfortavelmente diferente. É o caso, por exemplo, da invenção do carro e do avião. No entanto, com a invenção do computador, dos dispositivos móveis e da conectividade de banda larga, tudo passou a acontecer numa velocidade alucinante, tornando mais difícil a adaptação humana, gerando a sensação de inadequação. (Baseado em T. Friedman)
Fonte: New York Times/Thomas Friedman

A informação disponível ao toque dos dedos ajuda a manter as pessoas bem-informadas, mas também gera um impacto negativo, agrava a sensação de que não conseguimos absorver tudo aquilo que nos interessa ou parece relevante. Além disso, as novas tecnologias colocam o ser humano diante de outros problemas, como: ameaça à privacidade, propagação de fake news, excesso de exposição aos meios eletrônicos, a obsolescência de algumas profissões. Não é de se admirar que estejamos exaustos, não é?

Mas essa história tem dois lados, como toda boa história que se preze. Para quem estiver bem-preparado, as oportunidades surgem. Foi assim ao longo das quatro revoluções industriais que ocorreram do século XVIII para cá, e a humanidade foi se aperfeiçoando e se moldando para conseguir sobreviver. Vamos conhecer um pouco mais sobre essas quatro revoluções.

Semelhanças entre períodos históricos
Aponte a câmera para saber mais!

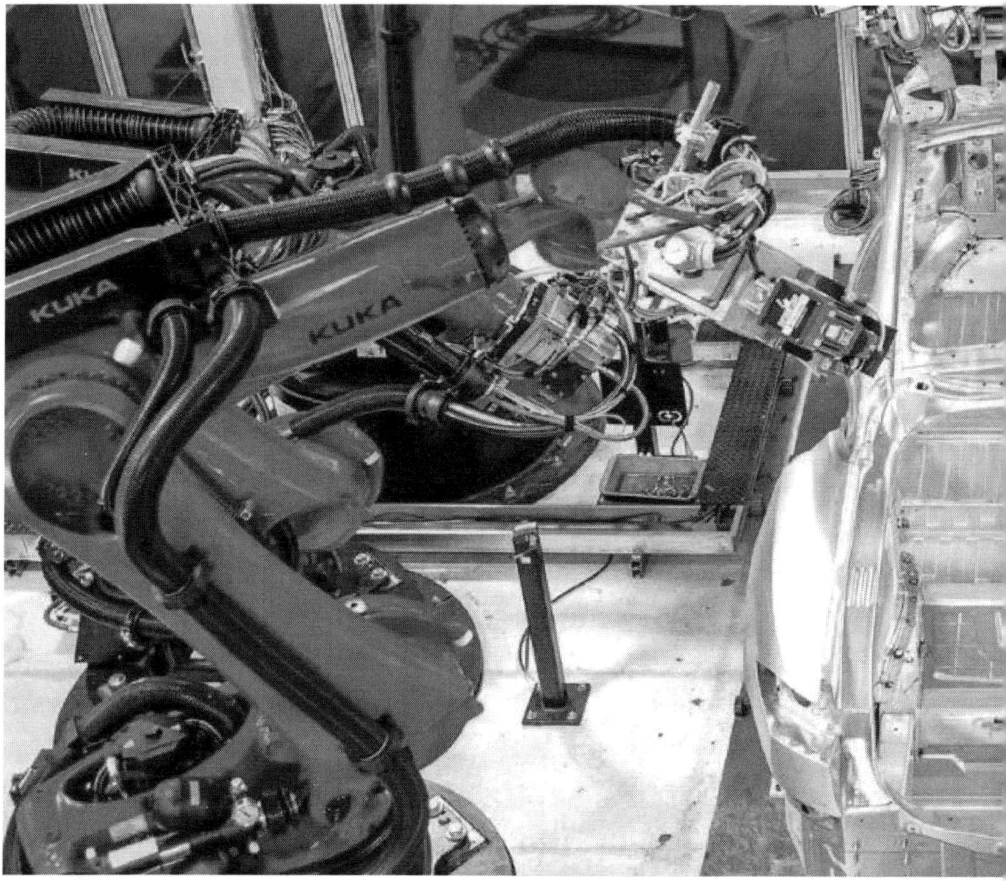

1ª Revolução Industrial:

Século XVIII, com a invenção da máquina a vapor, tendo como centro a Inglaterra.

2ª Revolução Industrial:

Meados do século XIX, com o desenvolvimento da indústria química, elétrica, de petróleo, aço e progresso dos meios de transporte e tendo como centro os Estados Unidos.

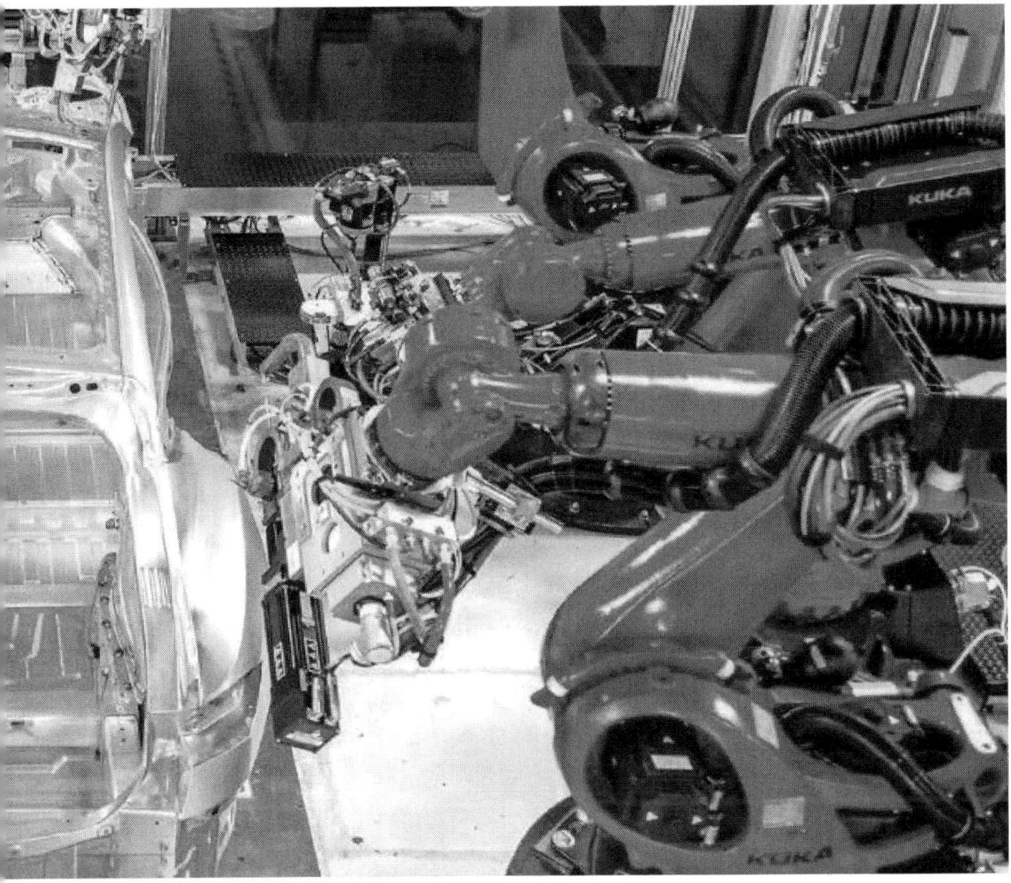

3ª Revolução Industrial:
Segunda metade do século XX. Vimos a substituição da mecânica analógica pela digital, uso de microcomputadores e surgimento da internet. Também teve como centro os Estados Unidos.

4ª Revolução Industrial:
Iniciada em meados de 2010. Marcada pelo uso da inteligência artificial, robótica e nanotecnologia. Tem como centros os Estados Unidos e a China.

A 4ª Revolução Industrial gerou desdobramentos principalmente nas relações de trabalho. Pode-se dizer que vivemos um momento equivalente à explosão de uma estrela supernova, com a irradiação de energia no universo que permite a remodelação de todos os sistemas construídos pelo homem. Presenciamos a diminuição da distância entre ficção científica e ciência na prática, porque o tempo entre a formulação da ideia e a sua execução vem diminuindo consideravelmente.

A democratização da informação mexe com a estrutura social. É necessário aprender a se adaptar, a rever o valor do seu trabalho, a avaliar as suas expertises e pensar em como usar o que surge de novidade a nosso favor. Quem queremos ser nesse novo mundo? Como devemos nos mover? Que habilidades devemos desenvolver para continuarmos vivos no mercado de trabalho sem prejudicar a nossa saúde mental?

O futurólogo e diretor de engenharia do Google Ray Kurzweil levantou uma hipótese durante uma apresentação na conferência de Finanças Exponenciais, em Nova York, em 2015: "vamos nos misturar gradualmente para nos tornarmos melhores. Na minha visão, essa é a natureza do ser humano, nós transcendemos nossas limitações." Kurzweil é conhecido por suas previsões ousadas e polêmicas. Ele acredita que até o fim da década de 2030 os seres humanos não serão predominantemente biológicos, mas que isso terá um preço: "O fogo nos mantém aquecidos e nos permite cozinhar, mas também queima nossas casas. Toda tecnologia tem seu potencial e seu risco".

"Quanto mais desenvolvermos habilidades que são essencialmente humanas, maior são as probabilidades de prosperarmos no mercado de trabalho."

Fórum Econômico Mundial

A história é feita também de momentos disruptivos, que vão moldando novos comportamentos, transformando maneiras de consumir, criando novos hábitos. Foi assim com a invenção do fogo, da eletricidade e com a computação, eventos capazes de mudar radicalmente a maneira como as pessoas passaram a viver. Algumas dessas mudanças são de ordem da individualidade e podem interferir de maneira surpreendente no comportamento, como foi constatado por uma pesquisa realizada nos Estados Unidos: entre as pessoas da geração Z (aquelas nascidas entre 1996 e 2010), mais da maioria prefere ficar sem sexo durante um mês do que sem o aparelho celular. Isso em parte pode ser explicado pelo fato de o nosso cérebro liberar dopamina sempre que estamos vidrados na tela do smartphone – a mesma substância que é liberada pelo organismo quando fumamos, ingerimos álcool ou fazemos aposta. Ou seja, é um ato que pode ser mesmo viciante.

Esses momentos disruptivos também provocam mudanças de ordem coletiva e têm reflexo na estrutura social. Atualmente, vivemos a 4ª Revolução Industrial, iniciada da década de 2000, e alguns dos acontecimentos em curso nos remetem a um ambiente muito parecido com o que foi experimentado na 2ª Revolução industrial – iniciada entre 1850 e 1870 e que terminou na Segunda Guerra Mundial, em 1945.

A Segunda Revolução Industrial foi a continuidade do processo de revolução industrial iniciado na Inglaterra, então sendo expandido para outros países. Proporcionou um grande salto para a civilização, com o aperfeiçoamento dos meios de transportes, a criação da lâmpada elétrica, o surgimento dos meios de comunicação e das grandes empresas siderúrgicas, metalúrgicas e automobilísticas. Como consequência, foi possível o ganho de produtividade nas indústrias e na agricultura, o crescimento de áreas urbanas e o incremento do capitalismo financeiro. Mas foi também por conta de todas essas novidades que se viu um período de progresso e euforia mudando a ordem econômica mundial e dando lugar a uma crise na Europa, em meio ao descrédito e a muitos conflitos, instaurando um ambiente propício para o avanço das ideias nazistas de Adolf Hitler, na Alemanha, e fascistas, de Benito Mussolini, na Itália. Na Rússia, onde os efeitos da Revolução Industrial foram mais tardios, os desdobramentos culminaram na Revolução de 1917, no surgimento do comunismo e da União Soviética.

Ou seja, quando uma sociedade está em crise moral e intelectual, com o agravamento dos problemas sociais, surge o clima ideal para que figuras populistas, que podem ser de direita ou de esquerda, encontrem eco em suas ideias. Mesmo que tenhamos mais acesso à informação por conta das inovações tecnológicas, isso não garante que seja informação de qualidade.

O psicólogo social Jonathan Haidt estuda o campo da moralidade e já escreveu bastante sobre como construímos nossos valores, principalmente no campo político. O trabalho dele é muito interessante e nos coloca diante de muitos dilemas morais. Com base em suas pesquisas, Haidt concluiu que há uma tendência natural de pessoas da área de exatas (profissionais de engenharia, matemática, física etc.) se identificarem mais com o campo político conservador. Por outro lado, as pessoas com vocação para a área de humanas (sociólogos, jornalistas, psicólogos, entre outros) teriam aspirações mais progressistas. Essa análise não tem nenhum julgamento moral e não quer dizer que haja um lado melhor do que o outro em relação à ética ou moral com que tocam suas vidas. Enquanto o setor progressista costuma impor mais mudanças à sociedade, o campo conservador colabora para que essas mudanças não aconteçam rápido demais – e o equilíbrio entre essas forças é o que garante um convívio saudável e a evolução social. O problema está nos novos tempos, com o uso das tecnologias acirrando uma disputa pela verdade nas redes sociais e a colaboração nada justa dos algoritmos, o que cria um desequilíbrio e promove ambientes tóxicos, com a demonização do outro. Os debates passaram a dar lugar à disputa de poder, com base num pretenso senso moral que parece ter apenas dois lados. Com isso, temos visto o crescimento da intolerância, a ruptura de amizades, casamentos e o distanciamento de familiares.

Estamos vivendo uma situação parecida no século XXI, mas agora com esse fenômeno sendo turbinado pela ação dos algoritmos que potencializam o debate nas redes sociais e privilegiam o engajamento em diferentes plataformas.

Então, uma das grandes dificuldades da atualidade é ficarmos atentos e bem-informados, buscando promover o diálogo e evitando a radicalização para qualquer espectro político. Como cidadãos, precisamos nos preocupar com grandes dilemas sociais que nos afligem, como a distribuição de renda, a busca por fontes de energia mais limpas, o acesso à educação e à saúde para todos, mas para essas questões será necessário um trabalho conjunto que envolve muito diálogo, planejamento e cooperação – e que não se beneficia da polarização nas redes sociais. Minha sugestão é que a gente escolha fazer parte da solução, promovendo a informação de qualidade e a tolerância.

Apenas algumas fontes de energia mudaram fundamentalmente tudo para a maioria da humanidade: fogo, eletricidade e computação.

Não é um exagero sugerir agora que a computação chegou como uma nuvem e está se tornando uma mudança mais profunda que o fogo e a eletricidade.

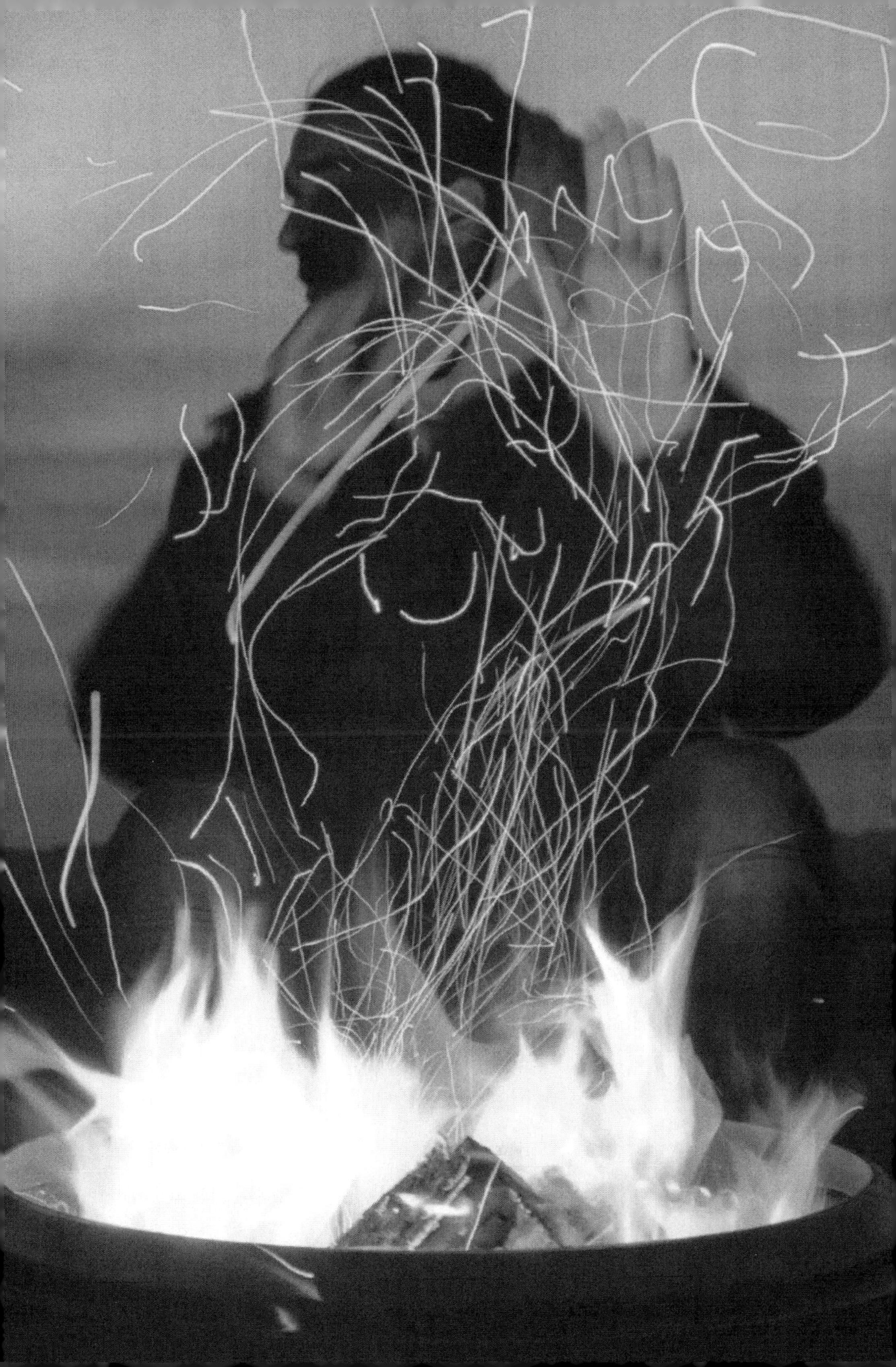

A humanidade vem conseguindo se adaptar a essas transições, mas não sem algumas perdas e conflitos. Será que estamos preparados para nos expormos a esses riscos? Nem sempre eles representam perigos materiais, mas abdicação e perdas muitas vezes imperceptíveis a curto prazo. Há novas habilidades que precisam ser desenvolvidas para esses novos tempos. São elas:

1- Capacidade para resolução de problemas complexos

2- Pensamento crítico

3- Criatividade

4- Gestão de pessoas

5- Coordenação com os outros

6- Inteligência emocional

7- Julgamentos

8- Tomada de decisões

9- Orientações para serviços

10- Negociação

11- Flexibilidade cognitiva

Kutzweil defende que o propósito da educação hoje deve ser ajudar as pessoas a descobrirem suas paixões, porque ainda não sabemos quais serão as profissões que teremos daqui a dez anos. Sem dúvida, o que apreendemos de tudo isso é que, com as máquinas evoluindo e sendo capazes de fazer com eficiência grande parte das atividades que o homem executa hoje, precisamos investir na capacidade de o ser humano se adaptar e conservar sua saúde mental. E nunca se esquecer do truque da bicicleta: aprender a pedalar e estar sempre se movimentando, para desenvolver habilidades e estar pronto para um futuro sem carreiras e posições estáticas. "O tempo da estabilidade ficou para trás", como professa Thomas Friedman.

Lembram-se da história da Marcela, no início deste capítulo? Ela está cercada por dispositivos tecnológicos que facilitam seu dia a dia. Ocupa uma posição de destaque na empresa em que trabalha e isso impõe muitos compromissos e responsabilidades. O preço é o afastamento dos amigos e familiares, a saúde em segundo plano, poucas horas de sono e uma alimentação ruim. Não é difícil imaginar o que pode acontecer com a Marcela a longo prazo, certo? Ela é uma forte candidata a reforçar aqueles dados sobre depressão citados anteriormente. Mas essa situação pode ser amenizada ou revertida, e é o que veremos nos próximos capítulos.

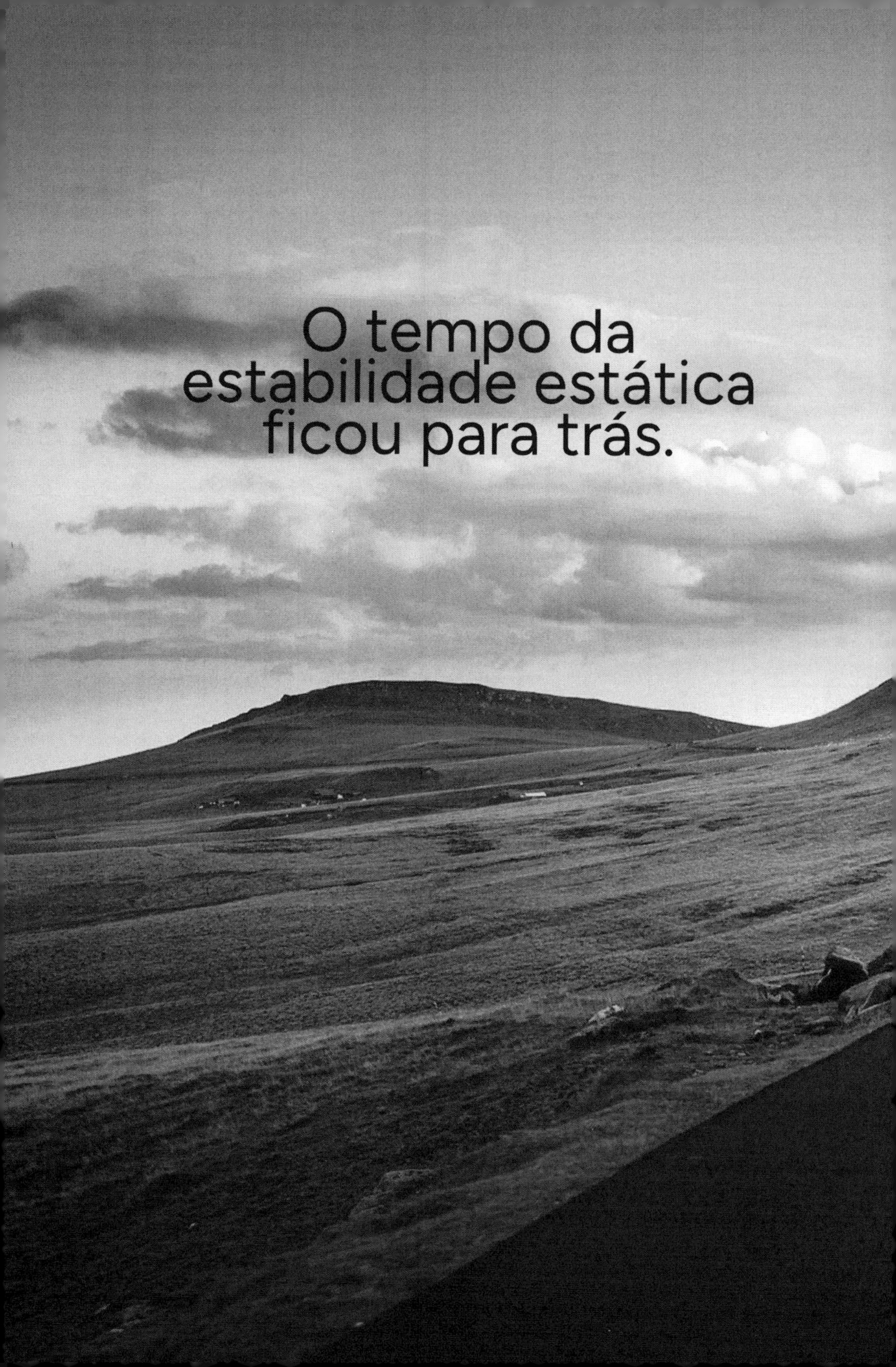

O tempo da estabilidade estática ficou para trás.

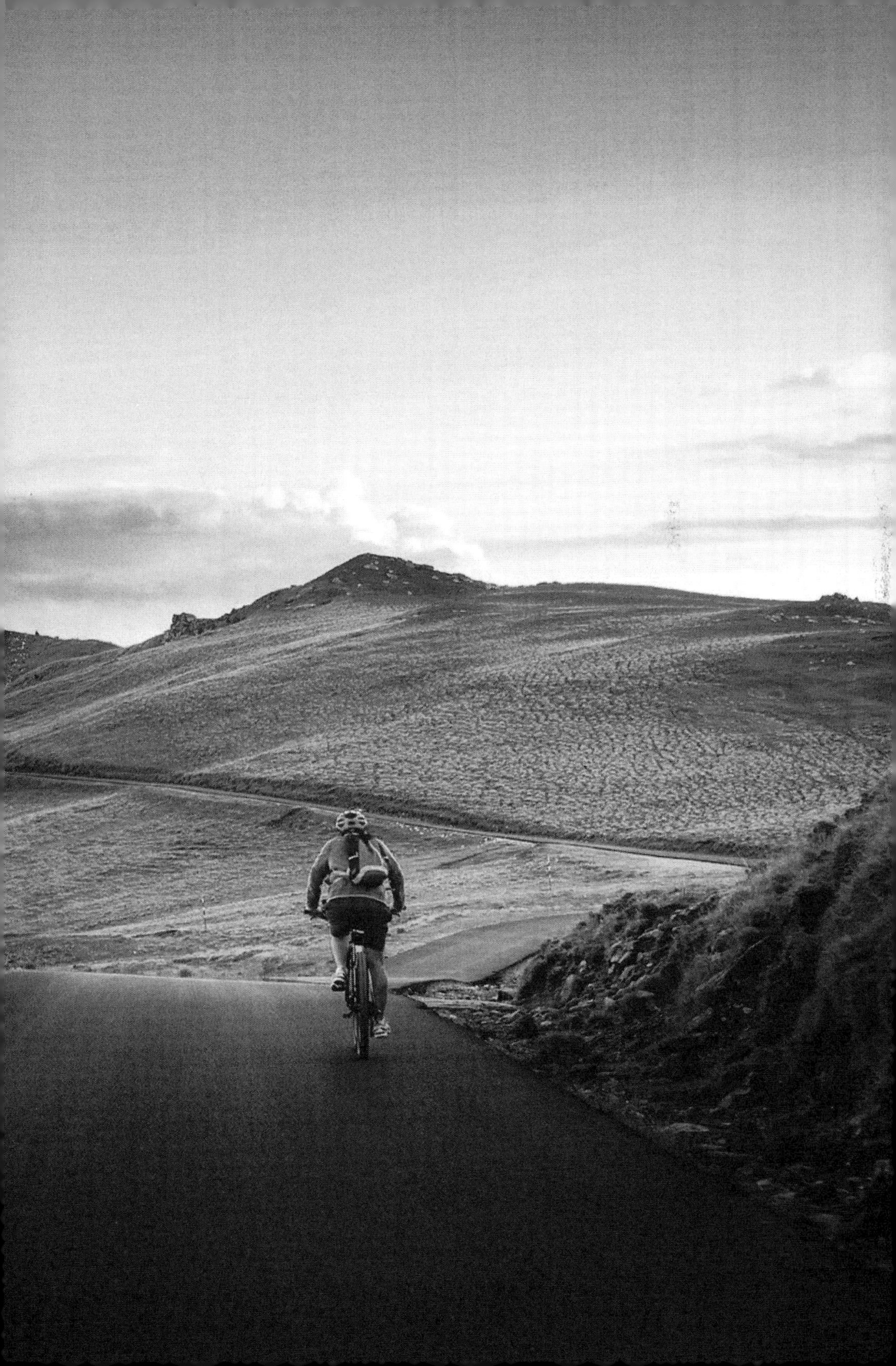

2•

Como usar as redes sociais de uma maneira mais saudável

"Estamos alimentando um pequeno diabo."

A reunião com os novos fornecedores fora tensa. Marcela terminou o dia sentindo o estômago doer e aproveitou para pedir o antiácido de sempre enquanto voltava para casa. Chegou ao apartamento, colocou a água para ferver e foi tomar banho. A sopa de pacote seria sua segunda refeição do dia. Mas ainda iria tomar uma taça de vinho para dar uma relaxada enquanto dava uma olhada nas redes sociais, esperando o sono chegar.

Do momento em que chegou em casa até adormecer, foram 3 horas pulando de um aplicativo para outro: o que mostrava as conexões de trabalho e a ajudava a conseguir bons contatos, aquele outro que resumia as notícias do dia, o que mais gostava e ajudava a se desconectar um pouco da vida real, olhando as viagens e comidas incríveis postadas pelos amigos e, enfim, o de encontros, que ainda lhe dava alguma esperança de um bom papo e sexo (não necessariamente nessa ordem) antes de o mês terminar.

O sono não chegou, talvez porque algumas notícias a tenham perturbado. Em vez de relaxar, se sentia mais alerta e agora não conseguia parar de pensar em algumas notícias que havia lido. Seu ex-namorado trocara o status para "desempregado", o que a deixou chocada, porque ele sempre fora disputado no mercado de trabalho. Uma nova doença assustava o mundo e a recomendação era que as pessoas evitassem locais com grande aglomeração. Uma amiga de infância havia postado que estava com câncer e pedia uma corrente de orações.
Virou para o lado e ficou algumas horas acordada, pensando no que tinha lido. Seria mais uma noite em que teria que recorrer aos remédios para adormecer.

A rotina de Marcela é igual a de milhões de pessoas no mundo: alimentação ruim, poucas horas de sono, estresse e muitas horas perdidas no celular. Desde a invenção dos smartphones, passamos a ter na palma das mãos uma máquina de criar conteúdo que democratizou a informação, mas tornou as pessoas mais dependentes e vulneráveis.

A cada 15 meses geramos mais informações do que tudo o que se criou de dados até a década de 1990, início da era digital. Dispomos de milhões de novas fontes de notícias que competem pela nossa atenção e nos deixam alerta o tempo todo. E nosso organismo é equipado para detectar o perigo iminente. Temos um sistema de alerta fruto da evolução dos mamíferos, que permitiu a sobrevivência dessa espécie diante do perigo: a amígdala cerebral. Mas se antes o perigo potencial era facilmente identificado nas florestas e savanas mundo afora, hoje ele pode ser apenas fruto das nossas inseguranças e receios: a economia em frangalhos, o medo de perder o emprego, a iminência de um ataque terrorista. No entanto, nosso sistema de alerta não faz distinção entre os tipos de ameaça e, por isso, não "desliga" nunca. Estamos alimentando um pequeno diabo?

Apesar de vivermos tempos mais favoráveis para o homem como espécie, considerando a maior expectativa de vida, as facilidades eletrônicas, as descobertas cosméticas e na área de medicamentos que suavizam dor e curam doenças que já foram fatais, o cenário muitas vezes parece desanimador. Os perigos naturais já não nos ameaçam, mas os mecanismos de resposta no corpo humano continuam operando e estão ativados grande parte do tempo.

Veja nos gráficos a seguir dados que ajudam a comprovar essa ideia:

Expectativa de vida da população mundial entre 1771 e 2015

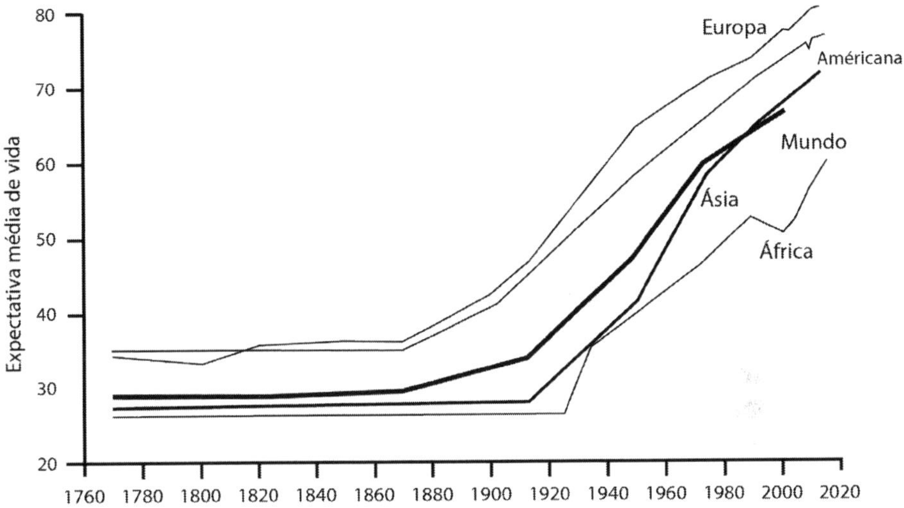

Fonte: Adaptado de Pinker (2018), que cita Our World in Data, Roser, 2016, baseado em dados de Riley, 2005, para os anos anteriores a 2000, e da Organização Mundial da Saúde e Banco Mundial para os anos subsequentes.

Índice de crianças mortas com menos de 5 anos de idade entre 1751 e 2013

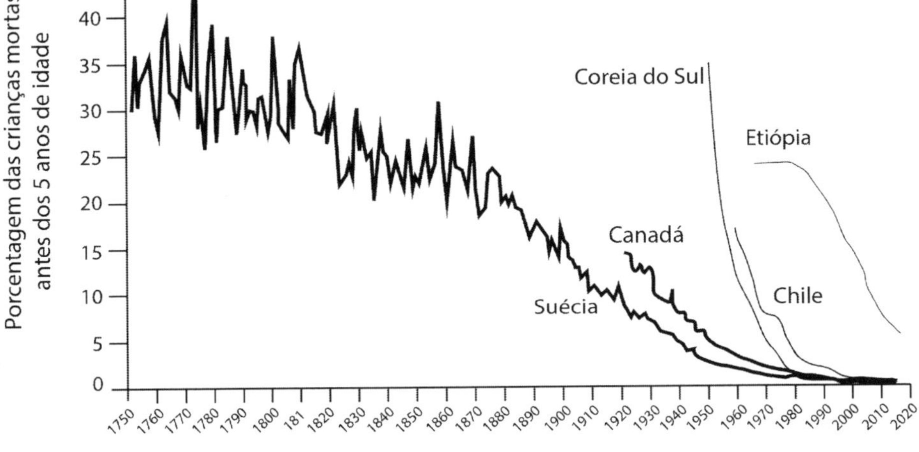

Fonte: Adaptado de Pinker (2018), que cita Our World in Data, Roser, 2016, baseado em estimativas da ONU para mortalidade infantil; e Human Mortality Database.

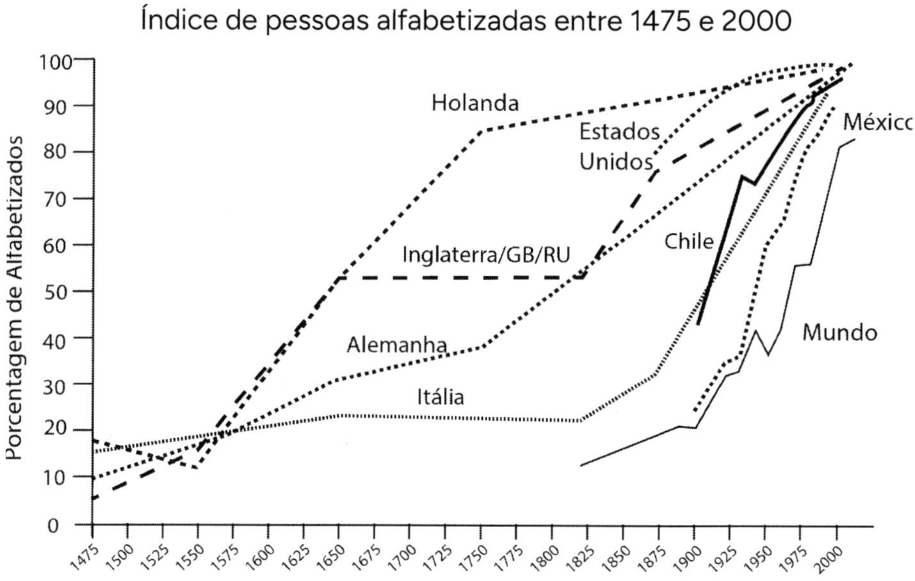

Fonte: Adaptado de Pinker (2018), que cita Our World in Data, Roser e Ortiz-Ospina, 2016; Antes de 1800: Buringh e Van Zanden, 2009. Mundo: Van Zanden et al., 2014. EUA: National Center for Education Statistics. Depois de 2000: Central Intelligence Agency, 2016.

O medo adaptativo se transformou em reação de pânico desajustado, como explicam Peter Diamandis e Steven Kotler no livro Abundância: o futuro é melhor do que você imagina. Segundo os dois autores, é difícil de acreditar, mas vivemos hoje uma era de abundância e que em pouco tempo trará para a humanidade a solução para grandes problemas coletivos, como alimentos nutritivos, educação personalizada, energia abundante e não poluente, entre outras coisas. No entanto, são as notícias negativas que causam mais impacto e nos deixam inertes. A quantidade de informação disponível é imensurável e temos a sensação de que a maior parte delas é negativa – até porque é esse tipo de notícia que ganha mais espaço na mídia, por conta do impacto que provoca.

Amígdala cerebral

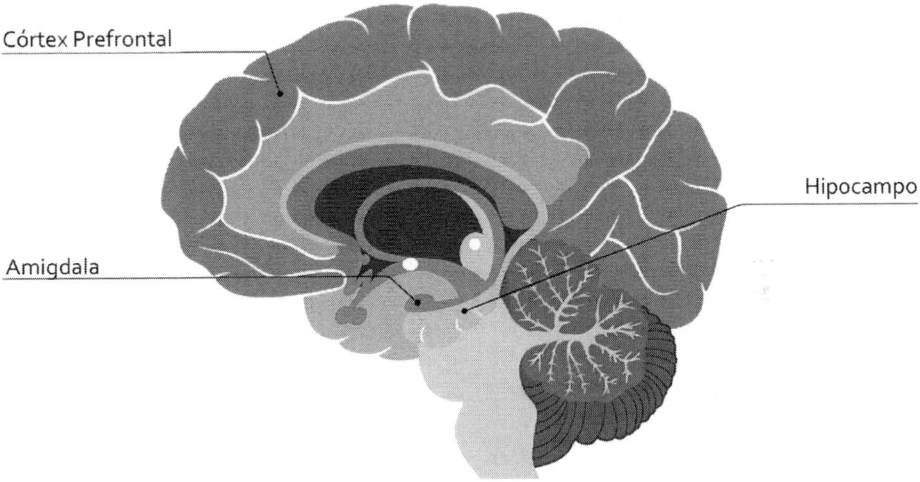

A amígdala cerebral é um órgão que só os mamíferos mais sofisticados têm. Ela registra as "notícias ruins" e com isso cria uma memória de proteção, fazendo com que a informação retida ajude a prevenir situações de risco. Hoje em dia, com a evolução da espécie humana, esses riscos físicos que resguardavam a sobrevivência já não estão mais presentes, se considerarmos os locais em que a maior parte da população habita. Então, a função da amígdala cerebral foi um pouco desviada – ela serve como uma "parabólica" das notícias ruins, sendo responsável pela sensação de angústia e medo que experimentamos quando bombardeados pelas notícias ruins das redes sociais e da mídia em geral.

Ainda de acordo com Kotler e Diamandis, a forma como nutrimos nosso cérebro pode determinar a qualidade dos nossos pensamentos. Por isso a importância de conseguirmos filtrar e selecionar o tipo de conteúdo que acessamos. É uma forma de melhorarmos nossa saúde mental e vibrarmos mais positivamente. Há alguns hábitos fáceis de serem implementados no dia a dia e que podem nos ajudar a elevar o padrão de nossos pensamentos:

- **Estipular limite de tempo para o consumo de mídia.**
- **Evitar telejornais à noite.**
- **Seguir poucos e bons jornalistas – de preferência, os profissionais.**
- **Ouvir, eventualmente, uma opinião contrária à sua, para se permitir sair da sua "bolha" e se colocar no lugar dos outros. É uma forma de exercitar a empatia.**

Não se esqueça de que as mídias sociais são um modelo de negócios que disputam a atenção das pessoas. Logo, os algoritmos vão sempre "trabalhar" para mostrar no seu feed dados polêmicos e que levem ao engajamento. Ou seja, a ideia é gerar mobilização e lucrar com os anúncios, a partir da análise de dados do seu perfil.

Um estudo feito pela Universidade do Texas, nos Estados Unidos, mostrou que estamos muito mais expostos do que supomos: a pesquisa analisou 1 milhão de posts em redes sociais, de 6.800 usuários, e conseguiu descobrir um padrão de linguagem usado por pessoas que estavam infelizes em seus romances. Mesmo antes da separação de fato, as postagens feitas nas redes sociais nos três meses antes do término do relacionamento permitiam identificar sinais que apontavam para o fim de suas relações amorosas – um casal prestes a se separar costuma demonstrar sintomas nas redes até três meses antes da separação definitiva, segundo Sarah Seraj, psicóloga responsável pela pesquisa. Segundo ela, "uma pessoa apresenta mudanças sutis de acordo com seu estado psicológico, e embora não notemos essas alterações em conversas cotidianas, o que apenas um computador é capaz de fazer, elas estão presentes e podem refletir quando um indivíduo está passando por momentos conturbados."

Você já pensou que da mesma forma que somos estimulados a sermos consumidores mais conscientes em relação ao que comemos, podemos nos tornar mais seletivos quando o assunto é tecnologia? E que os resultados dessas escolhas influenciam na nossa qualidade de vida?

Modelo de negócios das redes sociais
Aponte a câmera para saber mais!

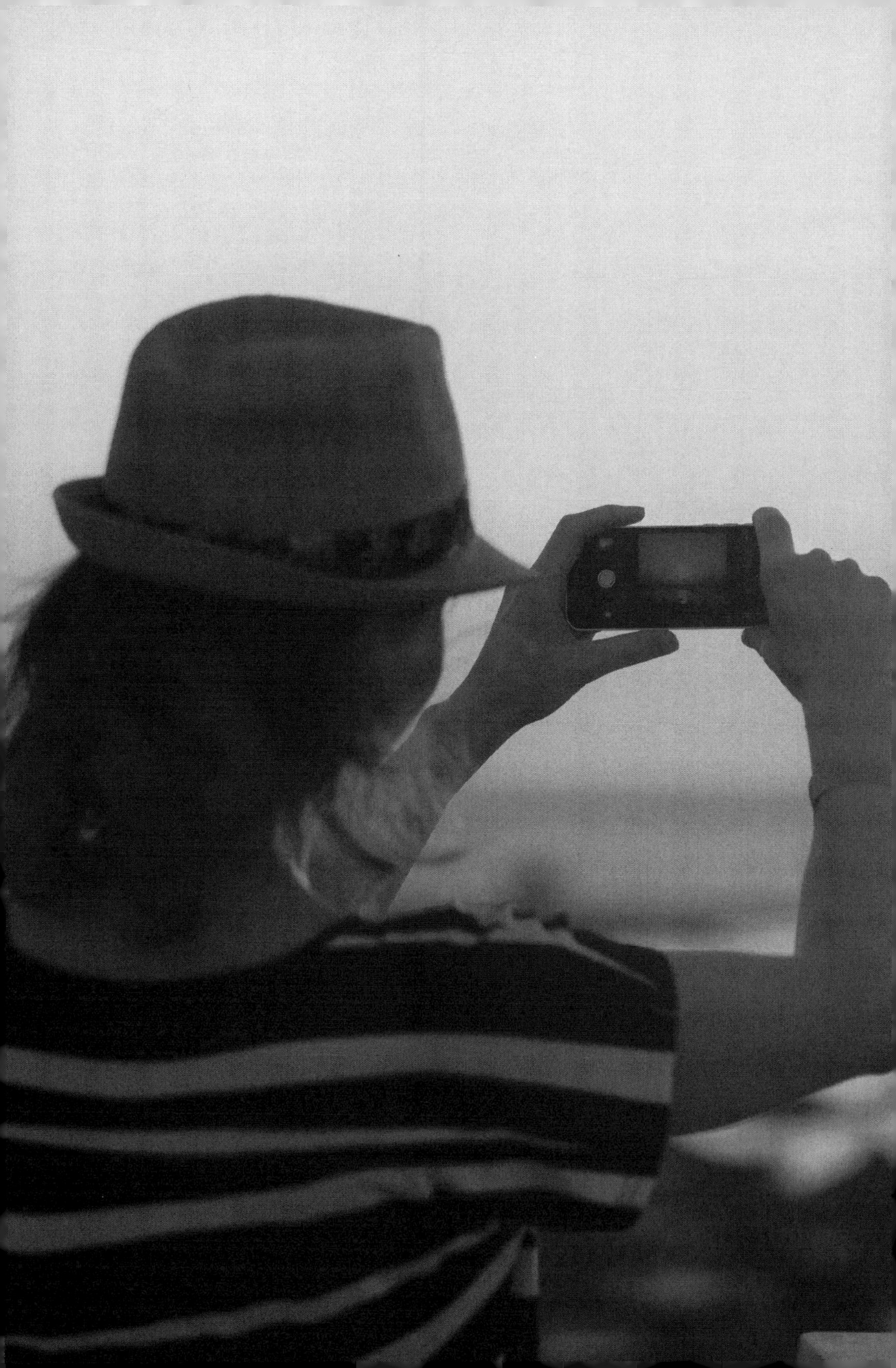

Compartilho, logo existo.

Diariamente, são compartilhadas 1.8 bilhões de fotos no Facebook.

Com base nos acertos e erros que já cometi nas redes sociais, elaborei os dez mandamentos do mundo digital, com a intenção de ajudá-lo a usar as novas tecnologias com mais eficiência e de uma forma positiva. Vamos conhecê-los?

1. Fale com o coração – de acordo com os ensinamentos da Cabala, as palavras ditas com emoção são recebidas pelo ouvinte também com o coração.

2. Salvar uma vida é igual a salvar o mundo inteiro – uma mensagem positiva e afetuosa tem o potencial de salvar vidas. Faça a diferença!

3. Escolha pessoas e instituições interessantes para seguir nas redes sociais – seu feed e seu estado emocional irão agradecer!

4. Seja afetuoso e cuidadoso com o luto das pessoas – esse é um momento de muita vulnerabilidade, é importante o senso de comunidade nessa hora.

5. Incentive pessoas e negócios – seja generoso com seus likes. Colhemos o que plantamos, essa é uma ideia que ainda está na moda.

6. Todo mundo tem direito a uma opinião e a um ponto de vista – fuja de polêmicas. Se leu algo contrário ao que você acredita, evite comentar e alimentar uma discussão.

7. Bloqueie pessoas nocivas – você tem o poder na ponta dos dedos! Escolha com quem interagir.

8. Calibre seus pensamentos – vigiar para prosperar. Evite pensamentos pessimistas.

9. Não tenha medo de errar – no Sillicon Valley, fracasso é sinônimo de experiência. Acumule as oportunidades de aprendizado.

10. Não faça com os outros aquilo que você não gostaria que fizessem com você – regra simples, mas que nem todo mundo sabe aplicar. Empatia ajuda a melhorar as relações e o mundo.

"Não devemos permitir que alguém saia da nossa presença sem se sentir melhor e mais feliz."

Madre Teresa de Calcutá

Por que nosso cérebro foca mais no negativo?
Aponte a câmera para saber mais!

Uma boa opção para a mudança de foco é ocupar a mente com algo construtivo e relaxante. Como dizia o cabalista ucraniano Rabi Nachmann de Brestlav, que viveu no século XVIII, "dois pensamentos não ocupam o cérebro ao mesmo tempo". Então, que tal buscar, por exemplo, na arte uma válvula de escape para amenizar maus pensamentos?

São muitas as manifestações artísticas acessíveis para todo o tipo de gosto: livros, música, teatro, cinema, exposições, entre tantas outras. Durante a pandemia de covid-19, eu produzi algumas playlists dedicadas a gêneros musicais específicos e compartilhava com quem estivesse acompanhando meus perfis nas redes sociais. Também falava um pouco sobre grandes expoentes das artes plásticas, levando assim um conteúdo interessante e que pretendia fugir do clima negativo que por algum tempo tomou conta de muita gente.

A arte, principalmente a música, pode ser uma estratégia eficiente para ajudar na qualidade de vida. Tenho o privilégio de ser filho de uma das maiores pianistas do Brasil, então convivi desde muito jovem com os maiores expoentes da música instrumental brasileira.

Elaborei algumas playlists, com muito carinho, fazendo uma homenagem a vários gêneros musicais fantásticos, tais como jazz, blues, rock, chorinho, samba, reggae, MPB, dance music. Elas estão disponíveis e podem ser acessadas pelo QR Code que você encontra a seguir. Mais músicas e menos notícias ruins – tenho certeza de que sua amígdala cerebral vai te agradecer!

Abra o spotify,
vá em buscar e habilite a câmera

Brasil

dance

jazz

surf music

yoga

Tenha sempre em mente que no centro de todas as decisões, invenções e avanços está o homem. As novas tecnologias nos fornecem muitas possibilidades, para o bem ou para o viver. E isso deve começar por escolhas pessoais que podem influenciar diretamente na nossa disposição e interação com os outros. Quer saber um pouco mais sobre esse assunto? Então, seguimos juntos.

Até aqui, dividi com vocês algumas informações sobre a aceleração provocada pela tecnologia, seus desafios e consequências para a sociedade. Vimos como a era tecnológica vem influenciando a economia e a nossa saúde física e emocional.

A intenção era dar uma ideia clara sobre de onde está vindo o vento, para que a gente possa ajustar a nossa vela e seguir em direção ao que faz sentido: ter uma vida com qualidade. Precisamos reunir todos esses dados obtidos com a leitura e canalizá-los para que se tornem energia transformadora, ou de nada irá adiantar o conhecimento adquirido.

Nesta segunda parte do livro, apresento soluções possíveis, que conseguimos com mudanças de alguns hábitos, um pouco de disciplina e autoconhecimento. Práticas que eu mesmo experimentei e recomendo para meus clientes.

3•
Como gerar os bons hormônios

"A felicidade pode ser hackeada."

Como todos os dias, a Alexa tocou o despertador, mas Marcela mal conseguiu abrir os olhos. Estava desanimada, cansada, nem mesmo o trabalho que sempre fora uma grande motivação na sua vida fazia sentido agora. Não conseguia entender o que estava acontecendo, porque, enfim, tinha conseguido o cargo que durante anos almejava. Estava ganhando um bom salário, era a pessoa que outros até invejam ou tinham como exemplo. Mas então veio na cabeça a voz de sua mãe: "Você tem bebido água regularmente, filha?"; "Marcela, suas atividades físicas estão em dia?"; "E se formos ao templo budista na próxima terça? Faz pelo menos 3 anos que você não vai mais às nossas reuniões..."

A verdade é que se sentia longe de sua essência. Sempre havia valorizado acordar cedo para praticar algum exercício e aprendera com a família a importância de cuidar da espiritualidade. Mas sabia que aos poucos vinha deixando de lado alguns hábitos saudáveis em troca de uma rotina que já não parecia fazer tanto sentido. Não ter ânimo para se levantar num dia normal de trabalho deveria ser um indício de que alguma coisa não ia bem.

Então, foi ali que decidiu que precisava fazer alguma coisa para mudar sua vida. Ela se lembrou de um site na internet que uma amiga havia recomendado, mas ela não tinha dado muita atenção. Algo ligado a personal trainer... Não, a ideia não era apenas ajudar com exercícios. Ela digitou algumas palavras-chave na busca e encontrou o que procurava: health coach. Era esse o termo, ainda em inglês, não muito conhecido por aqui, mas na hora fez sentido para ela: um "treinador de saúde". Parecia perfeito.

Você sabia que apenas 20% da vida de uma pessoa é determinada pelos genes? Os outros 80% são resultado do estilo de vida e do meio ambiente. Logo, é simples concluir que as escolhas que fazemos no dia a dia – desde as pessoas com quem convivemos até aquilo que comemos ou pensamos e hábitos que criamos – vão determinar a qualidade de vida que teremos.

A epidemia de transtornos mentais a que estamos submetidos é um desafio que deve ser encarado também pelo governo e pelas empresas. Em 2015, a Organização das Nações Unidas (ONU) propôs aos seus países-membros uma agenda de desenvolvimento sustentável para ser cumprida até 2030. Ao todo, são 17 objetivos que só poderão ser alcançados se houver o comprometimento de diversos setores da sociedade. E esse esforço coletivo visa à tomada de ações para erradicar a pobreza, garantir a segurança alimentar, saúde, educação, redução das desigualdades, mudança do clima, entre outros.

O Objetivo número 3 prevê garantir o acesso à saúde de qualidade e promover o bem-estar para todos, em todas as idades. Esse propósito tornou-se ainda mais difícil de ser atingido depois da pandemia de covid-19, que acometeu o mundo em 2020. Os quadros de ansiedade, depressão, de uso de substâncias químicas e burnout aumentaram consideravelmente. Depois de muitos meses sob a recomendação de isolamento, várias pessoas abandonaram a prática de atividade física. Outras viveram sob a pressão do medo de contraírem a doença ou perderem entes queridos. Muitas empresas demitiram funcionários, que ficaram ainda mais vulneráveis emocional e economicamente.

Mas os últimos dois séculos não produziram só angústia e sofrimento. Foi no século XX que a pesquisa na área da neurociência evoluiu, contribuindo para o entendimento sobre como o sistema nervoso influencia o funcionamento do corpo humano. O cérebro é objeto de estudos e teorias desde os filósofos gregos, que datam de antes de Cristo. Charles Darwin, com sua Teoria da Evolução, também contribuiu de maneira notória para a compreensão sobre a estrutura cerebral. As duas grandes guerras mundiais também marcaram um grande avanço para a neurociência, uma vez que a necessidade de reabilitações neurológicas determinou um impulso para novos estudos nesse campo.

Em meio a esses avanços, destaca-se um campo científico que vem crescendo: a neurociência da felicidade. E o que se tem descoberto é que a mecânica cerebral que desencadeia a felicidade pode impactar a vida mental e física das pessoas, gerando resultados que vão além das vivências pessoais, já que podem atuar a serviço de políticas públicas e interferir nas relações entre empresas e funcionários.

As pesquisas nessa área indicam que pessoas mais felizes e que têm maior capacidade de reagir positivamente a situações adversas sofrem menos o efeito negativo do estresse. E o grande pulo do gato é poder mapear esses padrões de funcionamento para que seja possível ensinar a todas as pessoas a como ativarem esses mecanismos cerebrais que podem oferecer benefícios físicos e mentais.

O mais fantástico de compreendermos é que apesar de depender também de fatores externos, o nosso próprio organismo é capaz de produzir as substâncias químicas responsáveis pela sensação de felicidade. Mas isso só vai acontecer da maneira ideal se a nossa "máquina" estiver calibrada para funcionar dentro dos padrões que irão permitir que essas substâncias sejam ativadas – e se soubermos. Portanto, uma vida mais equilibrada e com uma rotina que siga um planejamento saudável é capaz de manter a produção desses hormônios de uma maneira satisfatória.

A grande pergunta é: como – diante de tempos turbulentos, excesso de informação e tantos fatores que desafiam a nossa sanidade mental – cuidar para alcançar essa rotina ideal, para que o corpo se autocontrole e nos devolva saúde, paz e serenidade?

“Felicidade é uma habilidade que pode ser praticada e cultivada.”

Richard Davison

Primeiro, precisamos entender que substâncias são essas.

Serotonina – é um neurotransmissor que atua estabelecendo comunicação entre as células nervosas. Pode ser encontrada não apenas no cérebro, mas também no sistema digestivo e nas plaquetas sanguíneas. Conhecido como hormônio da felicidade, é produzido a partir do triptofano, que podemos obter com uma boa alimentação. A serotonina é responsável pela regulação do humor, sono, apetite, ritmo cardíaco, temperatura corporal, sensibilidade e funções cognitivas. Quando em baixa concentração no organismo, pode causar dificuldade para dormir, ansiedade e até mesmo depressão.

Endorfina – é um neuro-hormônio produzido pela glândula hipófise, que fica no cérebro. Conhecida como hormônio do prazer, ela inibe a irritação e o estresse e é grande responsável pela sensação de felicidade e satisfação. Também tem efeito analgésico, ajudando no alívio da dor. A endorfina é produzida quando praticamos atividade física, consumimos alimentos que provocam prazer, ao entrarmos em contato com a natureza ou temos atitudes prazerosas e que nos ajudam a manter uma postura positiva e bem-humorada.

Ocitocina – é um hormônio produzido pelo hipotálamo, de maneira natural, quando a pessoa está relaxada e sente-se em segurança. Ajuda na melhora do humor, diminuição da ansiedade e tem efeito benéfico nas interações interpessoais, garantindo melhor satisfação de homens e mulheres durante as relações sexuais, além de ajudar no tratamento de pacientes com autismo e esquizofrenia. Ela é produzida naturalmente pelo corpo da mulher durante a amamentação e trabalho de parto. Atividades físicas, meditação e atividades que aumentem a confiança e a sensação de bem-estar podem influenciar na produção desse hormônio.

Dopamina – é um neurotransmissor que está ligado ao sistema de recompensa do nosso cérebro. Quando liberado, provoca sensação de prazer, satisfação e aumenta a motivação. Por isso, a carência de dopamina pode desencadear a depressão. Ele também auxilia no controle da coordenação dos movimentos corporais e na coordenação motora. Os níveis de dopamina podem ser estimulados por meio da prática de atividades físicas, meditação, atividades prazerosas, como ouvir música ou praticar um hobby. Alimentos ricos em tirosina, como ovos, peixes, abacate, banana, ajudam na produção desse neurotransmissor.

Anatomia do bem-estar

Os neuroquímicos da felicidade

SEROTONINA

Felicidade química

- Luz do sol
- Contato com a Natureza
- Estômago saudável
- Alimentos ricos em Triptofano
- Erva favorita: Erva de São João

DOPAMINA

Hormônio do bem-estar

- Manifestação
- Concentração
- Reúnião + quebra de metas
- Alimentos ricos em Tirosina
- Erva favorita: Mucuna

ENDORFINAS

Alívio da dor

- Exercicios
- Riso
- Dança
- Vitamina B
- Favorito: Cacau

OXITOCINA

Hormônio do afago

- Conexão
- Toque
- Compaixão e confiança
- Aminoácidos
- Erva favorita: Damiana

Marcela entendeu que precisava de ajuda e buscou um health coach para auxiliá-la nesse processo. A orientação de um profissional qualificado é sempre recomendada, porque os resultados tendem a ser mais rápidos, seguros e positivos. Vamos, então, continuar nessa jornada para entender o caminho trilhado por Marcela para melhorar sua saúde e, quem sabe, você também não encontra nesse exemplo algumas dicas que vão influenciar também a sua vida.

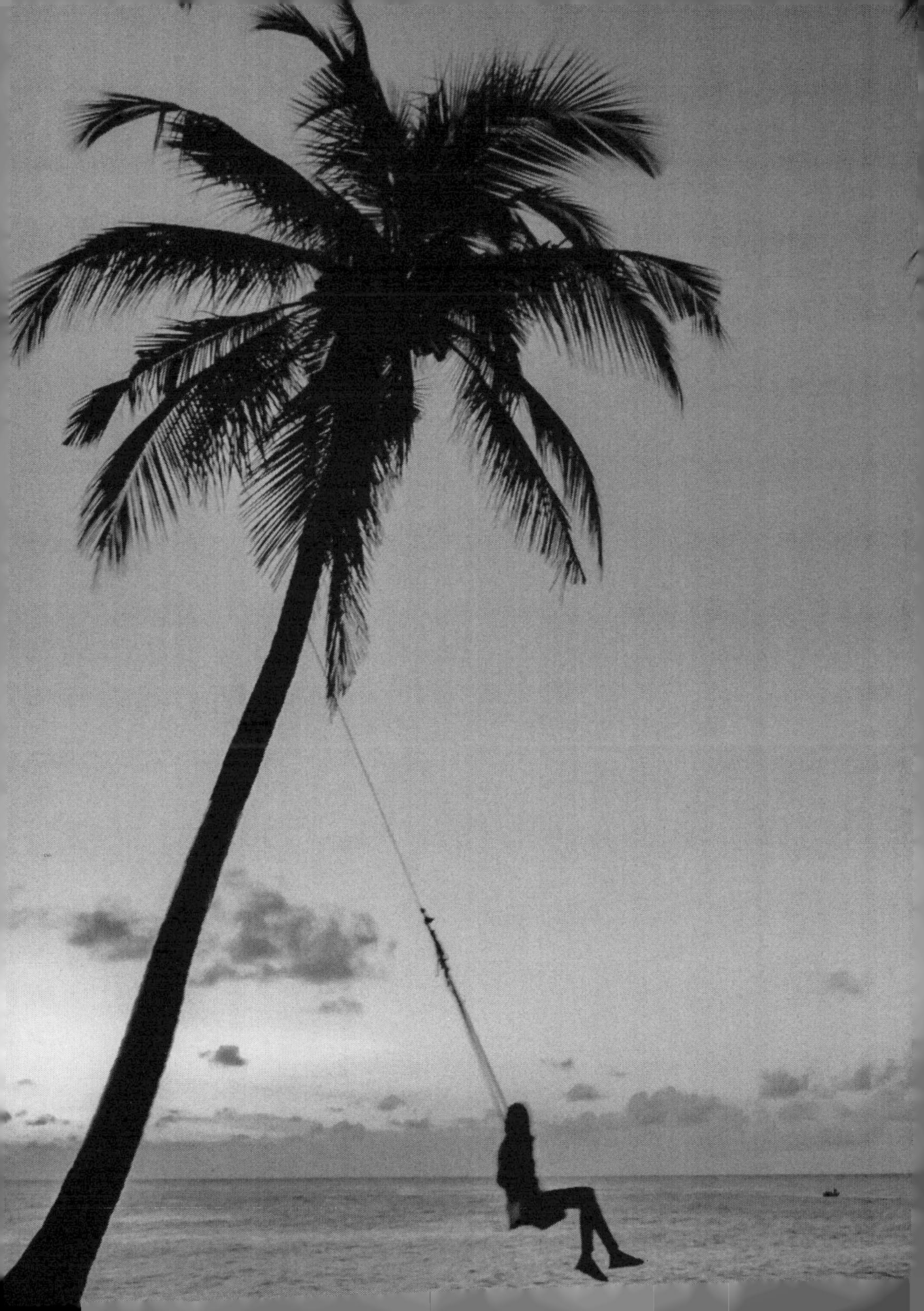

4•
A corrente do bem

"Saúde é jornada, não um destino"

Joshua Rosenthal

A primeira conversa de Marcela com o health coach foi animadora. Ela entendeu o que podia estar fazendo de errado e se sentiu disposta a mudar hábitos ruins que foi adquirindo nos últimos tempos. Foi importante entender quais os cinco fundamentos que são a base para manter uma boa saúde física e mental, que vão colaborar para a produção dos hormônios citados no capítulo anterior, inclusive. São eles: **nutrição, espiritualidade, atividade física, relações pessoais e propósito**.
Dar o primeiro passo em direção a uma mudança que mexa com a rotina nem sempre é fácil. Marcela entendeu que precisava priorizar hábitos mais saudáveis, porque há um ciclo difícil de ser rompido: a má alimentação leva ao mau funcionamento do organismo. Com isso, os hormônios capazes de produzir a sensação de prazer, alegria, saciedade e satisfação deixam de ser produzidos, gerando irritação, falta de disposição para atividades simples do dia a dia, estresse e depressão. E uma pessoa deprimida não preza por sua alimentação ou tem prazer nas pequenas coisas. Pronto, dá-se aí o ciclo da infelicidade.

O acompanhamento de um profissional bem-informado e capaz de dar orientações relevantes para essa mudança de chave é muito importante. Marcela abriu a cabeça, os olhos e o coração para ouvir o que o seu treinador de saúde tinha para compartilhar com ela. Ele a convenceu de que era possível trocar hábitos negativos por positivos e que seriam necessários pelo menos 6 meses de dedicação para ela perceber um novo padrão de vida.

O primeiro desafio era mudar a alimentação.

Começaram por uma lista de 12 hábitos:

1. Beber mais água
2. Cozinhar em casa
3. Experimentar incluir mais grãos integrais
4. Aumentar a ingestão de vegetais doces
5. Aumentar o consumo de vegetais verdes com folhas
6. Experimentar com proteína
7. Comer menos comidas processadas
8. Fazer do cuidado do corpo um hábito
9. Ter relações saudáveis
10. Ter o hábito de se exercitar regularmente
11. Encontrar um trabalho que você ame
12. Desenvolver uma prática espiritual

Nutrição

"Não coma nada que sua avó não reconheceria como comida"

Michael Polan

Os 12 hábitos recomendados pelo health coach da Marcela são baseados numa ferramenta, como a que você pode ver a seguir:

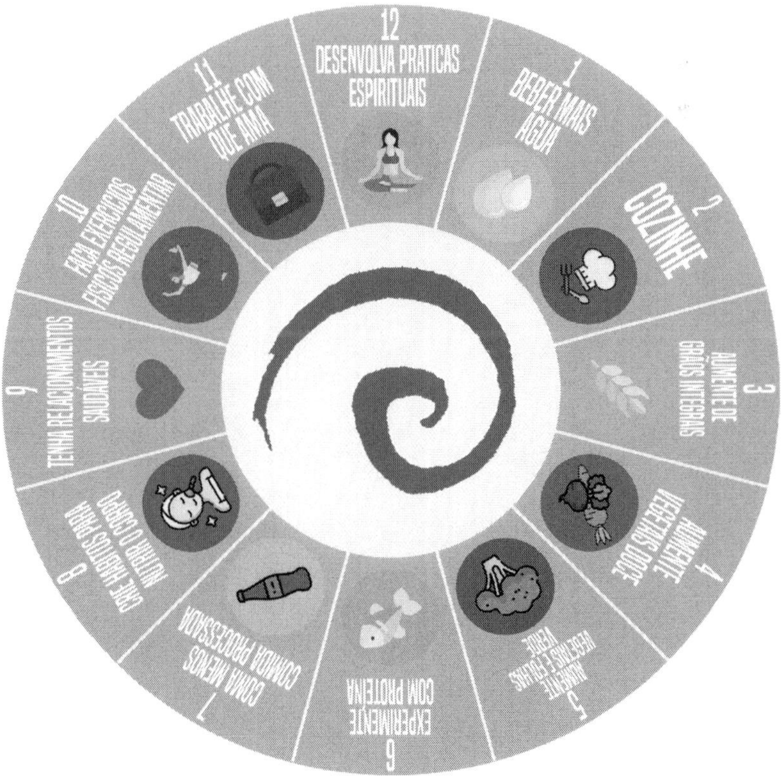
12 DESENVOLVA PRATICAS ESPIRITUAIS
1 BEBER MAIS ÁGUA
2 COZINHE
3 AUMENTE DE GRÃOS INTEGRAIS
4 AUMENTE VEGETAIS DOCE
5 AUMENTE VEGETAIS E FOLHAS VERDE
6 EXPERIMENTE COM PROTEINA
7 COMA MENOS COMIDA PROCESSADA
8 CRIE HÁBITOS PARA NUTRIR O CORPO
9 TENHA RELACIONAMENTOS SAUDÁVEIS
10 FAÇA EXERCÍCIOS FÍSICOS REGULAMENTAR
11 TRABALHE COM QUE AMA

Outra ferramenta importante é o círculo da vida, que foi desenvolvida pelo Institution of Integrative Nutrition e que eu utilizo muito na minha prática de health coach, porque ajuda a visualizar áreas mais deficientes e onde devemos focar mais nossa energia para melhorarmos nossa jornada de saúde.

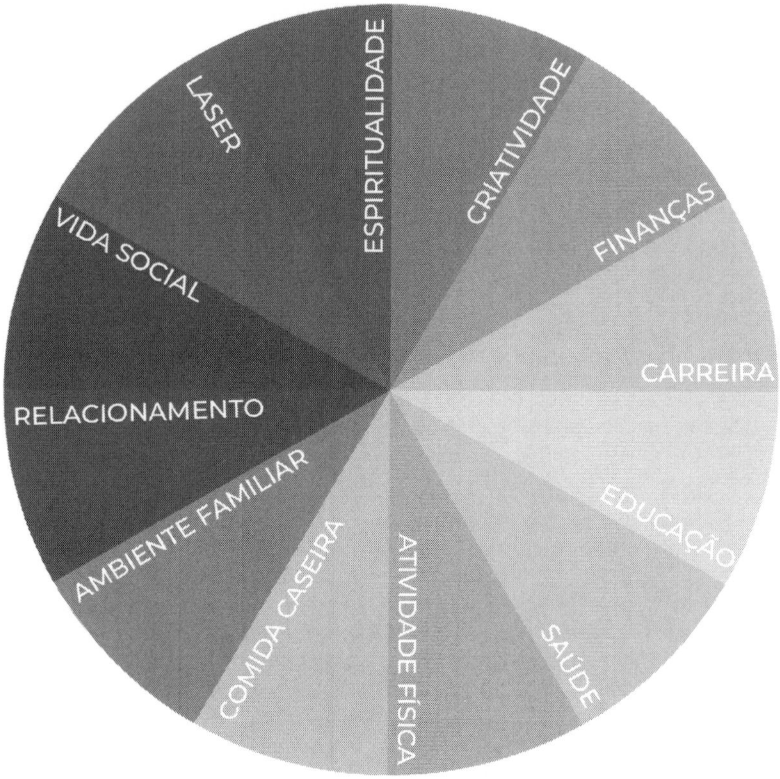

Ele deve ser usado no início da nossa jornada, ao completar três meses e no término, seis meses após o início. Dessa forma, é possível verificar se houve evolução.

Nosso corpo precisa de 3 nutrientes básicos para a sobrevivência: gordura, carboidrato e proteína. Além disso, é necessita de vitaminas, aminoácidos e fibras para um bom funcionamento. É na alimentação que encontramos esses nutrientes, por isso a importância de sabermos o que estamos ingerindo. A maior parte das pessoas se preocupa em comer, mas é negligente com o ato de se alimentar. São coisas diferentes. O ato de comer visa principalmente a saciar a fome e a satisfação pode ser alcançada por meio de qualquer alimento, independentemente de valor nutricional ou quantidade de calorias.

Já a ação de se alimentar requer uma visão um pouco mais ampla, porque a intenção nesse caso está além da saciedade: a ideia é nutrir o organismo para garantir seu bom funcionamento. E é aí que entram os chamados superalimentos, ou superfoods – ricos em compostos bioativos que ajudam na prevenção e no tratamento de algumas doenças crônicas, como diabetes, hipertensão, inflamações, doenças autoimunes, entre outras.

É importante ter em mente que esses alimentos oferecem benefícios ao corpo, mas que não operam milagres. Uma alimentação para ser saudável deve, antes de tudo, estar baseada em equilíbrio. Uma rotina de hábitos ruins não poderá ser resolvida, num passe de mágica, com a ingestão de alguns alimentos específicos. Mas a opção por comida de verdade, feita em casa, somada à perseverança é o que pode fazer a diferença. Há 12 alimentos recomendados pela Escola de Medicina de Harvard, categorizados como superalimentos. São eles:

1. **Aveia**
2. **Azeite de oliva**
3. **Berries**
4. **Brócolis**
5. **Chá verde**
6. **Chocolate (70%)**
7. **Feijões**
8. **Iogurte grego**
9. **Nozes**
10. **Ovos**
11. **Quinoa**
12. **Salmão, sardinha ou truta do lago**

Uma dica simples e eficaz que costumo dar é incluir de dois a três itens desses superalimentos em suas refeições.

Além de boas escolhas, é importante uma nutrição integrativa, que é uma prática ainda não muito difundida no Brasil, mas que é o futuro da nutrição. Podemos dizer que enquanto a nutrição tradicional pensa na dieta alimentar, tendo como foco a doença, a integrativa visa a olhar para o indivíduo. Corpo e mente precisam estar em equilíbrio para que as enfermidades não se instaurem. É uma forma de pensar na alimentação com consciência e propósito.

Depois que conheci o Instituto de Nutrição Integrativa, em Nova York, considerada a maior escola de nutrição do mundo, eu me apaixonei pela forma como eles encaram a nutrição, que é entendendo a alimentação como primária e secundária. Tive a oportunidade de estudar por um ano com alguns dos maiores expoentes na área da saúde, como o psiquiatra Daniel Amen; o médico Mark Hyman; o jornalista e pesquisador do tema longevidade Dan Buettner; o especialista em medicina integrativa Andrew Weil; o psicólogo expert em psicologia positiva Robert Mack.

Segundo os ensinamentos dessa escola de pensamento, a alimentação primária não tem a ver com o que levamos à boca, mas com tudo o que nos nutre de outras maneiras: nossa espiritualidade, as relações afetivas de qualidade, o propósito e a atividade física. Quando temos equilíbrio na alimentação primária, a ingestão de outros alimentos torna-se uma fonte de energia secundária. E se estamos em sintonia com o nosso corpo, vamos buscar comer bem, manter bons hábitos e encontrar satisfação nesse ato, sem que ele seja resultado de culpa ou compensações. Não faz sentido manter uma dieta com base em produtos orgânicos, com menos carboidratos e vegetais variados e se manter num casamento tóxico ou num emprego que o faça infeliz. Pare e pense a respeito das escolhas que você vem fazendo e que vão muito além do prato.

Uma das melhores alternativas para uma alimentação saudável é a opção por comida de verdade: aquela minimamente processada e, de preferência, feita em casa. Apesar de nem todo mundo ter intimidade com a cozinha, o ideal seria que as pessoas criassem o hábito de preparar a própria comida algumas vezes por semana, transformando a prática num momento prazeroso. Num país grandioso como o Brasil, com tantas referências regionais e culturais, são muitas as opções de ingredientes e receitas.

Você conhece o *Guia alimentar para a população brasileira*? Ele foi publicado originalmente em 2006 e a versão vigente hoje foi criada depois de um processo de consulta pública, contando com a participação de diversos setores da sociedade. O guia segue as recomendações da Organização Mundial da Saúde (OMS) e orienta a respeito da escolha e combinação de alimentos e trata das circunstâncias que influenciam a forma como os alimentos são aproveitados e o prazer que a alimentação deve proporcionar.

Prato Integrativo

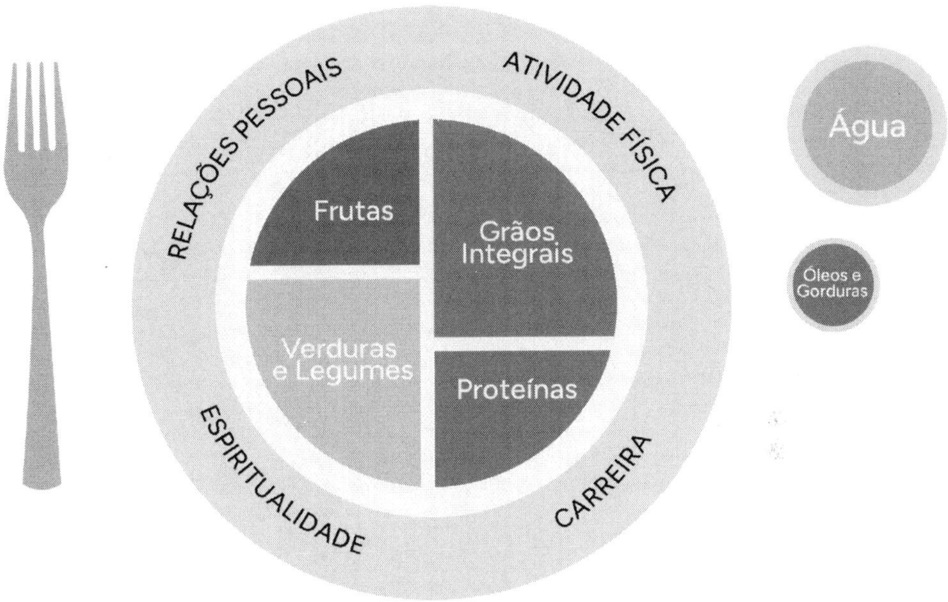

Outra característica importante do guia é chamar a atenção para o impacto que as formas de produção e distribuição dos alimentos têm no ambiente e na justiça social. O uso de fertilizantes sintéticos, o controle químico de pragas, a distância entre consumidores e produtores, a água e a energia consumidas na cadeia alimentar, tudo isso impacta na forma como o ambiente e as pessoas são afetadas.

Quando nos interessamos por saber a origem do que estamos comendo e privilegiamos alimentos de pequenos produtores, por exemplo, comprados em feiras e nos arredores de onde moramos, a chance de consumirmos produtos mais frescos e de melhor qualidade aumenta. Então, a reeducação alimentar vai além de mudarmos os produtos que colocamos no prato, passa também pelo conhecimento a respeito dos ingredientes e de podermos fazer escolhas social e ambientalmente sustentáveis.

Um bom exemplo é o salmão, um peixe recomendado pela Escola de Medicina de Harvard, por conta da sua concentração de ômega-3 e benefícios que faz à saúde. Apesar das vantagens que oferece, o salmão que é vendido no Brasil é, em sua maioria, fornecida pelo Chile, criada em cativeiro, à base de antibióticos e ração. Ao contrário do salmão selvagem, que é natural das costas do Atlântico Norte e Pacífico e se alimenta de peixes, algas e crustáceos. O salmão é um peixe que se desenvolve em águas frias, passando parte do seu ciclo na água doce e parte na água salgada, daí a dificuldade de ser produzido no Brasil. Pensando nas recomendações do guia e na importância de considerarmos não apenas o alimento, isoladamente, mas tudo o que diz respeito a ele até que chegue à nossa mesa, por que não pensar numa substituição?

Um ótimo substituto para o salmão é a sardinha, que tem menor teor de gordura e níveis superiores de vitaminas A, B12 e D. Além disso, ela também é mais rica em sais minerais, principalmente se considerarmos os níveis de zinco e cálcio. Só perde para o salmão em relação à vitamina E. O ideal é optar pela versão fresca do peixe, mas a opção em lata não deve ser descartada. Ela consegue conservar as proteínas e minerais e ainda oferece uma quantidade maior de ômega-3, porque a espinha e algumas vísceras do peixe são mantidas. A parte ruim do enlatado é o alto teor de sódio e a grande quantidade de calorias, nas versões conservadas em óleo. Para quem está preocupado em perder peso, o ideal é consumir a sardinha conservada em água.

Porque dietas não funcionam?
Aponte a câmera para saber mais!

Microbiota

O que é e por que ela é fundamental para a sua saúde

O termo microbiota intestinal refere-se à população de micro-organismos, como bactérias, vírus e fungos, que habita todo o trato gastrointestinal, e tem como funções manter a integridade da mucosa e controlar a proliferação de bactérias.

Estima-se que a nossa microbiota contenha cerca de 3 trilhões de micro-organismos, com pelo menos 100 espécies diferentes de bactérias conhecidas, acumulando milhões de genes (150 vezes mais do que genes humanos). Esse micromundo pesa cerca de 2 quilos.
Uma microbiota saudável é fundamental para a manutenção da boa saúde, pois auxiliam em vários processos fisiológicos, como a digestão e a síntese de vitaminas. Desse modo, é essencial mantê-la saudável para melhorar a absorção de nutrientes, garantir o bom funcionamento do organismo e prevenir doenças. A correta alimentação é o principal modo de alcançar o equilíbrio da microbiota.

Quando há o desequilíbrio entre as bactérias boas e ruins do nosso intestino, chamamos de disbiose. Ela pode acarretar uma série de doenças, uma melhor imunidade e uma pior condição emocional, uma vez que pesquisas recentes descobriram que 90 % da serotonina é produzida no intestino. Coma bem para se sentir bem!

O que fazer para melhorar nossa microbiota:
Ingerir alimentos com muita fibra, como iogurte grego, kefir, chocolate amargo, feijão, grão-de-bico e aveia.

O que evitar:
Carboidratos refinados, açúcares simples, gorduras saturadas e álcool.

Consumo de proteínas

As proteínas são nutrientes essenciais e coordenam quase todos os nossos processos vitais. Elas estão presentes principalmente nas carnes vermelha e branca, no ovo, no leite e seus derivados, nas leguminosas (feijões, lentilhas e grão-de-bico). As oleaginosas, como amêndoas, nozes e castanhas, são alimentos de origem vegetal que contêm boas quantidades de proteína.

Mas como já foi falado anteriormente, uma escolha consciente do que vamos consumir diz respeito não apenas à qualidade dos alimentos, mas também ao impacto que têm em relação à natureza. De acordo com especialistas, se grande parte da população mundial adotasse padrões de consumo de um norte-americano de classe média, consumiríamos os recursos de 6 planetas Terra. Impressionante, não? Por isso, é urgente que possamos nos adequar a uma nova realidade.

Diminuir o consumo da proteína vinda da carne vermelha é uma forma de cuidarmos também do nosso planeta. E não é difícil fazer essa escolha, porque há muitas maneiras saudáveis e até mais baratas de consumir proteína. Por exemplo, trocando a carne por cogumelos, quinoa, ovos ou tofu. A indústria pecuária ocupa 75% das terras aráveis do planeta, é responsável por quase 30% dos gases do efeito estufa – o gás metano, eliminado pelo gado durante o processo digestivo, tem um efeito 30 vezes superior ao do monóxido de carbono. No Brasil, uma boa parte da vegetação nativa foi perdida para a abertura de pastos e para a monocultura de grãos utilizados predominantemente na alimentação do gado. Isso sem falar na quantidade de água gasta para a produção de carne: são mais de 3.000 litros de água por dia para cada consumidor, segundo o Bureau of International Information Programs.

Sendo assim, lanço para você este desafio: que tal experimentar reduzir o consumo de carne vermelha? Não precisa começar de maneira radical. Você pode escolher um ou dois dias da semana para substituir a proteína de origem animal por outra, de origem vegetal, até que, aos poucos, não precise mais ter a carne como a principal fonte de proteína.

Você conhece a campanha Segunda Sem Carne?

Ela foi criada pela Sociedade Vegetariana Brasileira, em parceria com a Secretaria do Verde e do Meio Ambiente, em 2009, no nosso país. A ideia surgiu durante a Primeira Guerra Mundial, quando a agência U.S. Food and Drug Administration, que era responsável pelas reservas de comida do exército americano e aliados, propôs diminuir o consumo de carne pelas famílias americanas para ajudar na guerra. Mais tarde, em 2003, a campanha foi retomada com o intuito de prevenir doenças causadas pelo excesso de consumo de carne.

A iniciativa beneficia não apenas os bichos, mas também o meio ambiente e a saúde das pessoas. Especialistas garantem que é possível compensar e obter os nutrientes vindos da carne por meio de outros alimentos, como chia, aveia, brócolis, lentilha e tantos outros. O mais importante é procurar um médico ou nutricionista que possa dar orientações a respeito de como fazer essa substituição.

Água

Falar sobre a necessidade da ingestão de água pode parecer uma bobagem, por ser uma informação muito difundida. Mas a verdade é que no dia a dia, em meio a tantos compromissos e com a cabeça cheia, as pessoas negligenciam a recomendação de se hidratar com regularidade. Nosso corpo é constituído por cerca de 70% de água – essa quantidade diminui à medida que envelhecemos. O volume de líquido que ingerimos não pode ser inferior àquela que eliminamos pela urina, transpiração, fezes e respiração. Há uma orientação da Organização Mundial da Saúde para o consumo de dois litros de água potável ao longo do dia, considerando um adulto saudável, mas isso vai variar muito, porque depende das atividades diárias de cada indivíduo, da sua idade, peso e condições de saúde.

Esteja atento à qualidade de líquidos que você ingere. O ideal é beber água, em vez de sucos e refrigerantes. Também é possível aumentar o consumo de alimentos mais ricos em água, como sopas, frutas e vegetais. Depois de ingerida, a água leva cerca de 30 a 60 minutos para percorrer todo o organismo e distribuir seus benefícios para músculos e órgãos.

Crie hábitos que facilitem a sua rotina e ajudem a cumprir metas importantes para a sua saúde. No caso da hidratação, por exemplo, você pode recorrer a aplicativos que ajudam a lembrar que você precisa parar e beber água. Tenha várias garrafinhas ao alcance da mão: uma na bolsa, outra na mesa de trabalho, na mesa de cabeceira, e, assim, você vai se acostumar a ingerir líquido com mais frequência.

Algumas pessoas gostam de tomar uma boa dose de água logo que acordam, antes do café da manhã. Para quem tem dificuldade em criar o hábito, uma dica pode ser pingar algumas gotas de limão, o que dá um toque de sabor e pode estimular a hidratação. Além disso, o limão melhora o sistema imunológico, já que a fruta é rica em vitamina C, ajuda na digestão, aumenta a absorção do ferro, tem ação anti-inflamatória e ajuda na saciedade. Mas tome cuidado caso tenha sensibilidade ao ácido cítrico, pois a mistura pode provocar dores de cabeça.

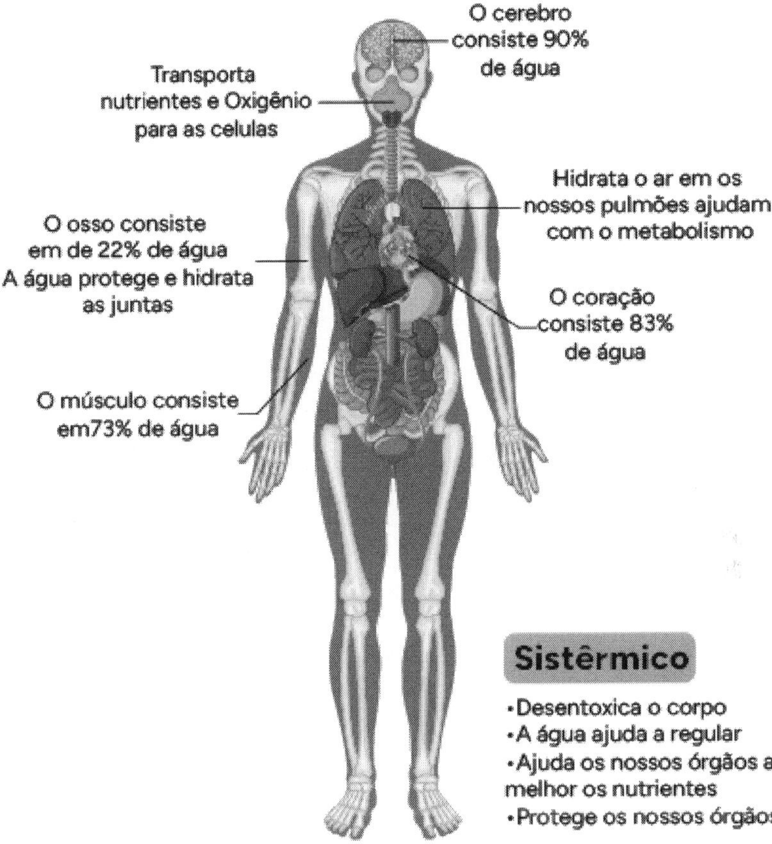

Sistêrmico

- Desentoxica o corpo
- A água ajuda a regular
- Ajuda os nossos órgãos a absorver melhor os nutrientes
- Protege os nossos órgãos

Super dicas
Aponte a câmera para saber mais!

Atividade física

"Qualquer quantidade de atividade física é melhor do que nenhuma, e quanto mais melhor"

(Camargo; Añez, 2020).

A frase anterior está na publicação Diretrizes da OMS para atividade física e comportamento sedentário, que também alerta:
"Quatro a cinco milhões de mortes por ano poderiam ser evitadas se a população global fosse mais fisicamente ativa" (CAMARGO; AÑEZ, 2020).

Quando colocado assim, em números, a informação assusta, não? A definição de atividade física, segundo a OMS, é "qualquer movimento corporal produzido pelos músculos esqueléticos que requeiram gasto de energia". Logo, é importante fazermos a distinção entre exercício e atividade física, porque eles não são a mesma coisa.

Atividade física.

São os movimentos feitos pelo corpo de forma intencional e que têm uma relação com a sociedade e o ambiente com o qual a pessoa interage. Acontece pela necessidade do ser humano de realizar ações do seu cotidiano. Pode ser recomendada por qualquer profissional de saúde, porque não precisam de indicação clínica. Por exemplo: caminhar de casa até o ponto de ônibus, subir escadas, agachar para pegar um objeto no chão, brincar com o cachorro.

Exercício físico
É executado de maneira planejada e com movimentos que têm um objetivo programado para determinado resultado, como fortalecer a musculatura, melhorar a flexibilidade, treinar o equilíbrio. Deve ser orientado por um profissional capacitado, que irá determinar carga, regularidade e eficácia da execução.

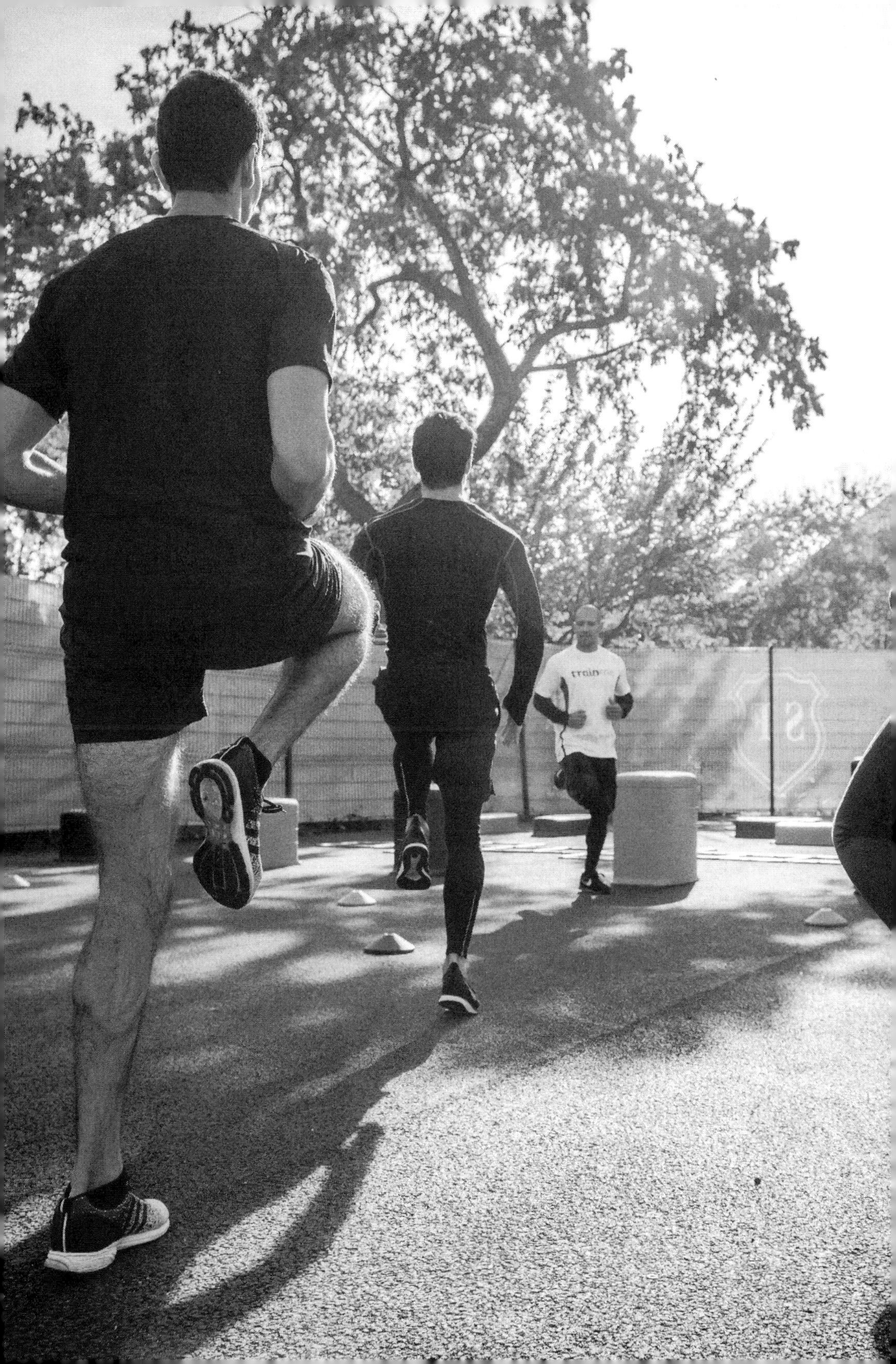

Você conhecia essa diferença? Fato é que a maioria de nós pratica atividade física no dia a dia, mas nem todo mundo se dedica a um exercício físico. E eles são importantes porque ajudam a reduzir o peso corporal, melhoram a capacidade respiratória, o humor, previnem doenças crônicas, como a hipertensão e a diabetes, entre tantos outros benefícios. No entanto, apesar de sabermos de todos os ganhos que o exercício pode oferecer, ele tem sido negligenciado por muita gente. De acordo com Socorro Gross, representante da Organização Pan-Americana de Saúde (Opas), quatro em cada dez pessoas não praticam exercícios.

Super foods
Aponte a câmera para saber mais!

"A atividade física
fortalece nossa memória,
nos torna mais felizes e
resilientes. Estudos
mostram que o exercício
vigoroso é um
antidepressivo
melhor do que o Prozac."

Mark Hyman

A recomendação é a prática de 150 a 300 minutos por semana de atividade física moderada ou vigorosa, no caso dos adultos, e 60 minutos de atividade física aeróbica por dia para crianças e adolescentes. Essa é a orientação básica, para que não estejamos em completo sedentarismo. Mas o ideal é que o exercício físico faça parte da nossa vida diariamente, como um hábito, assim como tomamos banho, escovamos os dentes e dormimos.

O homem moderno adotou um estilo de vida que tem sido devastador para a sua saúde mental e física. O resultado disso é uma sociedade doente: nas Américas, por exemplo, estima-se que cerca de 60% dos adultos e 30% das crianças estão obesas ou com sobrepeso.

São muitos os exercícios que podem nos ajudar a manter uma rotina saudável: dança, lutas, yoga, alongamento, corrida, caminhada, natação, musculação. Alguns deles são mais recomendados de acordo com a idade e o objetivo de cada pessoa, mas a combinação de mais de um tipo de exercício também pode ser muito benéfico. Eu, por exemplo, costumo me dedicar à natação três dias na semana; em outros dois, faço caminhada, sempre em torno de 50 a 60 minutos. Também pratico hatha yoga para fortalecer a musculatura, já que as posturas nesse tipo de atividade utilizam o peso do próprio corpo. A musculação é importante a partir dos 45 anos de idade, quando o corpo costuma perder massa muscular.

Segundo a Harvard Medical School, homens com mais de 50 anos que praticam atividades físicas vivem, em média, mais quatro anos. A longevidade é uma das conquistas do ser humano, mas ninguém quer viver mais se não for para viver com saúde, certo? Então, mude pequenos hábitos para ajudar o seu corpo a se manter em movimento: suba escadas quando puder abrir mão do elevador; pela manhã, antes de se levantar, se espreguice e aproveite para se alongar; pense em distâncias que você pode percorrer a pé, em vez de pegar o carro ou o transporte público.

Outra coisa que é muito positiva é o contato com a natureza por cerca de, pelo menos, 30 minutos por dia, o que tem o poder de baixar o cortisol, um hormônio tão prejudicial e que está relacionado ao estresse e ao envelhecimento. A vida nas grandes cidades vai nos afastando do sol, da grama, do vento no rosto. Desde que com os devidos cuidados, como o uso do protetor solar se você for se expor ao sol nos horários de maior incidência dos raios ultravioleta, aproveite a luz solar, dedique-se a atividades que permitam estar ao ar livre. Uma boa alternativa para se motivar a começar uma rotina de exercícios é descobrir, primeiro, alguma coisa que você realmente goste e sinta prazer. Quando nos mexemos apenas por necessidade, aos poucos a tendência é desanimarmos.

Outra dica é buscar aplicativos que oferecem práticas de atividades físicas e que são acessíveis. Por exemplo, o Mude, fácil de ser acessado pelo smartphone, que ajuda a localizar estações de ginástica gratuitos espalhadas em mais de mil pontos nas grandes cidades brasileiras. Há outro, como o Gaiz, um aplicativo criado pelo Cezar Paceli, que oferece aulas pagas, ao vivo ou gravadas, para quem quiser incluir o exercício na rotina diária.

Quem sabe não vale a pena entrar para aquela aula de dança que você sempre quis, mas nunca teve coragem? Preste atenção nos horários em que você tem mais energia e dedique esse momento a uma atividade aeróbica (nem todo mundo gosta de acordar tão cedo para se exercitar. Tudo bem, o importante é você começar). Será que no seu bairro não tem algum grupo que já realize encontros para alguma prática que irá te interessar? Nesse caso, além do exercício, ainda vai ser uma boa oportunidade de socializar e fazer amizades. A música também é um ótimo estímulo. Invista num fone de ouvido e aproveite esse momento! Para dar um empurrãozinho, montei algumas playlists que estão disponíveis no Spotify e podem ser acessadas dentro do perfil Projeto Luz. Não vai ser por falta de trilha sonora que você vai deixar de se movimentar!
Só não se esqueça de procurar um médico antes de começar e de fazer acompanhamento contínuo, para evitar lesões e garantir que essa experiência seja plenamente positiva.

Espiritualidade

Quando falamos em espiritualidade, muita gente pensa imediatamente em religião (do latim religare, que quer dizer religar) e religiosidade. Mas são conceitos diferentes. Eu poderia simplificar e dizer que a religiosidade vem de fora para dentro, enquanto a espiritualidade acontece de dentro para fora. O que isso quer dizer?

A religião está ligada a uma série de preceitos, símbolos, tradições e, geralmente, a uma autoridade que tem certo poder de comandar o grupo. Os rituais são preestabelecidos, conhecidos, de acordo com cada comunidade: a de católicos, a de evangélicos, a de judeus. O indivíduo que decidir fazer parte de um desses grupos, já entra sabendo que terá de seguir determinadas regras.

Já a espiritualidade tem um sentido mais amplo e está relacionada à experiência de cada um. À busca de cada pessoa por aquilo que lhe garante um encontro consigo mesma, com seu sagrado, sem que para isso precise, necessariamente, estar ligada a um grupo, frequentar um espaço específico ou até mesmo professar a sua fé.

A espiritualidade é o que permite que cada indivíduo descubra a maneira de se conectar com aquilo que o leva a um lugar de tranquilidade e paz. Cada pessoa vai descobrir de que forma consegue percorrer esse caminho: alguns pelas vias da meditação, outros, pela música ou prática de alguma atividade. Há quem precise estar perto do mar para acessar sua espiritualidade, ou quem prefira um local silencioso e vazio. Não importa, porque, como já disse, trata-se de uma experiência particular e que deve ser capaz de dar conforto e serenidade.

Uma das maneiras de se acessar essa espiritualidade é por intermédio da meditação. A prática, de origem milenar e que atrai cada vez mais adeptos, é uma aliada para o tratamento de alguns males desses tempos difíceis: a ansiedade, o estresse, a depressão e a insônia.

Eu, que sou fruto de uma típica família urbana, tive minha primeira experiência com a espiritualidade quando fui confrontado com a finitude da vida: a morte prematura de um ente querido criou a necessidade de, aos 17 anos, buscar algo que me desse conforto e algumas respostas. Foi nessa época que descobri a yoga. Mais tarde, aos 30, decidi passar uma temporada em Jerusalém, estudando teologia, e foi maravilhoso. Fui, então, construindo minha espiritualidade com base no caldeirão de

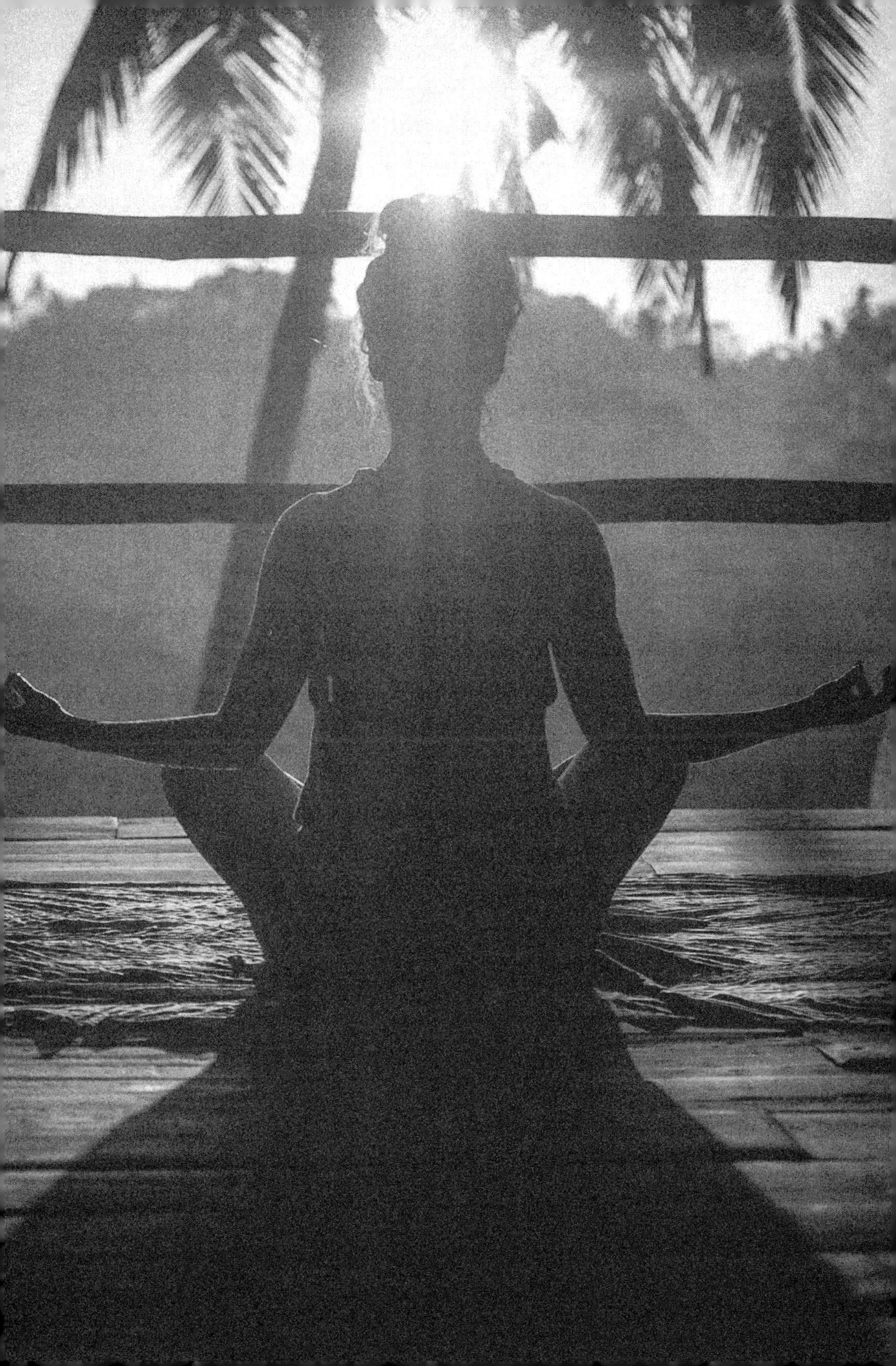

tradições de cada uma dessas experiências, adicionando ainda um pouco do que conheci do hinduísmo e do budismo, além do que havia estudado sobre ética e os ensinamentos da Cabala. O resultado é o que procuro colocar em prática diariamente, buscando sempre estudar e me conectar com a minha essência. E me dando a liberdade de desapegar e buscar novos caminhos sempre que sinto necessidade.

A meditação tem como objetivo equilibrar mente e corpo e despertar o estado pleno de consciência. Proporciona bem-estar e vem sendo aplicada como terapia complementar para diversos tratamentos. Como estimula o autocontrole, ajuda a prevenir o uso compulsivo de medicamentos, o que evita reações adversas e efeitos colaterais.

Para quem quer começar, há diversos aplicativos que ajudam a meditar: Mediotopia, Lojong, Headspace e Insight Timer são alguns deles. O ideal é reservar um momento do dia em que seja possível se desligar de todos os compromissos, encontrar um cantinho sem distrações e focar na sua respiração. No início, é mais difícil conseguir manter-se plenamente focado, sem que os pensamentos atrapalhem a concentração. Mas a dica é ter calma e persistência, porque aos poucos aprendemos a nos concentrar melhor e logo os benefícios serão visíveis

Relações pessoais

Existe uma teoria que diz que somos o resultado das cinco pessoas com quem mais convivemos. Você já ouviu falar sobre isso? Ela foi cunhada pelo escritor americano Jim Rohn. Não sei se, na prática, essa teoria pode ser confirmada. Pensar sobre isso nos leva a um debate sem fim: somos produto do meio ou o meio é produzido e ditado por nós?

Acredito muito no poder da troca. Então, acho que influenciamos e também somos influenciados pelas pessoas que estão perto de nós. Mas não acredito no determinismo, ou seja, nenhuma situação é de tal forma definida, dentro de um sistema mecanicista, que não permita ao indivíduo interferir no seu destino a partir das escolhas que faz. Assim, mesmo que você conviva com cinco pessoas que não acreditem em Deus, por exemplo, isso não quer dizer que você vai deixar de acreditar também. Talvez você se torne uma pessoa mais atenta àquilo que acredita, porque vai querer conhecer mais sobre o assunto para poder concordar ou rechaçar o que as pessoas disserem.

Nesse caso, as pessoas estão interferindo, sim, naquilo que você se torna, porque é o comportamento delas que te leva a pesquisar e estudar mais e ficar mais preparado. Então, indo por essa linha de pensamento, faz sentido imaginar que sofremos a interferência e também podemos interferir na personalidade e na vida do outro. Nossa, que responsabilidade, não é?

O problema é que estamos caminhando para uma situação em que convivemos cada vez menos com outras pessoas. Principalmente depois da pandemia de covid-19, que abalou o mundo, em 2020. Ficamos por um longo período isolados – mesmo quem não seguiu as recomendações de afastamento social foi impactado por uma realidade de mudança radical em relação à sua rotina de trabalho, lazer e convívio com outras pessoas. Quem manteve o isolamento teve de descobrir novas formas de estar com seu grupo social, mesmo que não presencialmente.

Foram praticamente dois anos pensando em novas formas de se trabalhar, estudar, se divertir e não se deixar abalar por aquilo que ficou conhecido como o "novo normal". Sem que tivéssemos tido tempo para nos prepararmos, passamos a trabalhar de casa, cada um da maneira que era possível, muitos submetidos a horas e horas de reuniões on-line. E quando acabava o expediente, o que acontecia? Quando o horário de trabalho era respeitado, muita gente ainda dependia do computador ou do celular para manter o contato com amigos e entes queridos. Sim, porque vida profissional e pessoal se misturaram de tal forma que muitas vezes era difícil evitar extrapolar o horário do expediente ou manter as tarefas de casa fora do horário de trabalho. Que loucura!

Esse tempo foi importante para constatarmos o seguinte: o ser humano precisa do outro. E não estou me referindo aqui às necessidades de serviço, que são inquestionáveis (alguém que vai cortar seu cabelo, um professor para ensinar outra língua, um ajudante para limpar a casa). Mas à presença do outro. A pandemia escancarou como a solidão pode ser prejudicial à nossa vida.

Nas urgências do dia a dia, deixamos de encontrar os amigos, de visitar nossos pais, de ver nossos filhos, sempre priorizando compromissos que nos parecem mais importantes. São escolhas que fazemos. Durante a pandemia, fomos obrigados a nos afastarmos de muitas dessas pessoas, e então ficou latente como elas ocupam um espaço importante nas nossas vidas. O que parece uma coisa óbvia, precisou de uma situação extrema para nos fazer enxergar.

No livro O poder curativo das relações humanas, o médico Vivek Murthy – que foi ministro da saúde durante o governo de Barack Obama, nos Estados Unidos – diz que a solidão é uma das maiores ameaças ao bem-estar físico e mental das pessoas. De acordo com Murthy, os efeitos da solidão em nosso organismo matam mais do que a obesidade e equivalem a fumar 14 cigarros por dia. Não é à toa que a ameaça de ir para a solitária é um dos piores castigos que se pode impingir a alguém que está preso. Nesse mesmo livro, Murthy dá as seguintes dicas para quebrar o ciclo da solidão: ligar todos os dias para três amigos e participar de algum trabalho como voluntário na sua comunidade. São ações simples e que estão ao alcance de todo mundo, basta incorporá-las à rotina diária. Uma pesquisa da empresa Ipsos, realizada em 2021, revelou que o Brasil estava em primeiro lugar, entre 28 países, no ranking da população que mais se sentia solitária: 50% dos entrevistados declararam se sentirem sozinhos. Uma estatística triste de lideramos, não?

O medo da solidão é um lembrete embutido em nosso código genético que serve para nos lembrar de que somos mais fortes juntos – não apenas quando estamos em grupo, seja uma tribo, com a família ou rede de amigos –, mas também como uma comunidade solidária, que forma a base de uma cultura saudável.

Não há maneira melhor de celebrar uma conquista ou de superar uma fase difícil do que contando com aqueles que nos são mais próximos. A família é o suporte para muitos dos nossos voos – e é importante frisar que nem sempre é o núcleo familiar e biológico que vai ser essa base. O direito brasileiro já incorporou a ideia de que a constituição familiar se baseia, sobretudo, nas relações de afeto, e não apenas nos laços consanguíneos e matrimoniais.

Em relação ao isolamento
Aponte a câmera para saber mais!

"O perfeccionismo não é somente inimigo do que é bom, mas do que é realista, possível e divertido."

Elizabeth Gilbert

A sugestão é se cercar de pessoas queridas, criar uma rede de apoio e afeto. Os bons relacionamentos são determinantes na vida, e quem diz isso são os pesquisadores da conceituada Universidade de Harvard, após chegarem à seguinte conclusão: mais do que dinheiro, genética, hábitos alimentares ou rotina, o bem-estar físico e mental das pessoas é proporcionado pelos amigos. Quem tem fortes laços de amizade vive 10 anos a mais do que quem vive isolado. E se você tem um grupo de pelo menos 4 amigos, o risco de doenças cardíacas cai pela metade.

O sábio Milton Nascimento há muito tempo já canta: "Amigo é coisa pra se guardar, debaixo de sete chaves, dentro do coração". Então, a dica é: aproveite a companhia dos seus amigos! De preferência, à moda antiga, olho no olho, ouvindo a voz, dando boas gargalhadas juntos. Pegue o celular só para tirar umas fotos e registrar esses momentos. Construir memórias é saudável e esse repertório de lembranças felizes é um conforto para a vida.

Propósito

"Se você consegue articular seu propósito em uma frase, sua expectativa de vida pode se estender por mais oito anos."

Dan Buettner

O que o motiva a se levantar todos os dias da sua cama? Você já parou para pensar nisso conscientemente? Ou nos últimos tempos tem sido engolido pela rotina, num constante dormir e acordar para cumprir tarefas e pagar boletos, sem saber muito bem quais são as suas motivações? Ninguém tem a obrigação de viver por um propósito na vida. Mas o diferencial é que quem sabe o que quer buscar vive com mais energia, mais prazer, tem interesse em encontrar pequenas motivações no dia a dia.

A verdade é que acaba sendo um privilégio de poucos encontrar logo cedo um propósito que mova suas vidas. A gente se acostuma a, quando jovem, estudar, escolher uma profissão, se formar, trabalhar, e assim vai seguindo um script que parece ser o natural. Mas será que dá para viver de forma automática, como se o normal fosse mesmo nascer, viver e morrer, sem que durante o tempo em que estamos aqui na Terra descubramos algo que possa nos mover com prazer e propósito?

Cada um de nós tem um diferencial: uma habilidade, uma aptidão, um dom. E quando identificamos isso o quanto antes, tudo o que fazemos passa a ter um sentido. E não estou falando aqui em se tornar uma pessoa conhecida publicamente ou uma celebridade, mas de descobrir, na nossa vida simples e cotidiana, algo que possa nos mobilizar de fato, tornando o ato de viver um grande propósito.

Algumas pessoas têm uma voz maravilhosa e descobrem na música o sentido das suas vidas. Outras, se tornam militantes de uma causa que defendem de peito aberto, ou fazem trabalho voluntário e se encontram nessa escolha. Há quem encontre a felicidade plena num hobby, num esporte ou até no trabalho. Não precisa ser algo tão extraordinário, mas é necessário que você consiga identificar que propósito é esse, porque

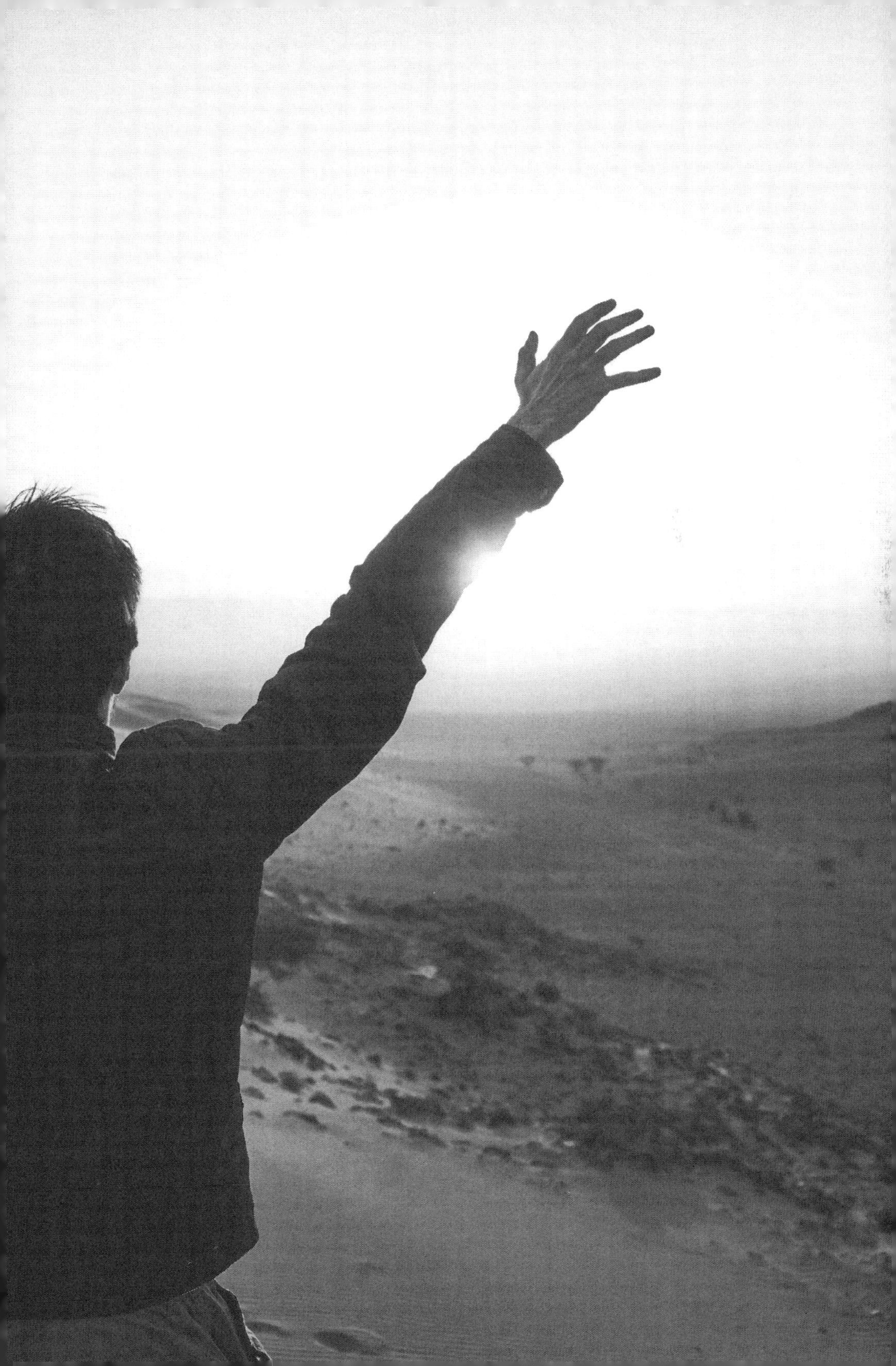

assim tudo o que for ligado a essa ação vai te ajudar a ser uma pessoa mais feliz.

Quantas vezes já fiquei impressionado ao ver pessoas com uma vida profissional bem-sucedida que, de uma hora para a outra, largam tudo e mudam de rumo. Algumas até renunciam a bens materiais e adotam uma rotina mais simples, mas que faz sentido pra elas e as tornam seres humanos melhores. Sei que às vezes isso parece roteiro de novela e que não é viável para "pessoas comuns".

Estar na zona de conforto é sempre mais fácil, não é? Mas esse lugar te faz inteiro? Nem sempre encontrar um propósito significa navegar por mares tranquilos... na verdade, costuma ser o contrário: encarar nossos reais desejos, sacudir a poeira e enfrentar a maré é uma decisão difícil. No entanto, viver uma vida inteira adiando o momento de ouvir essa voz interior que pode te mover na direção de um ideal é não se entregar à sua vida de verdade.

A revolução tecnológica dos últimos tempos tem turvado um pouco essa sensação de realização e temos que ter cuidado para não cairmos numa cilada. Nossa ansiedade e a ideia de que é possível conseguir tudo o que quisermos desde que haja esforço e dedicação pode dar a noção errada de que, quando não encontramos o que desejamos, somos fracassados. Pense no seguinte: o propósito não precisa ser algo a se conquistar definitivamente. Ele pode estar no próprio caminho, na satisfação de encontrar alegria e realização naquilo que já faz parte da nossa rotina. Aos poucos, a gente pode ir trocando hábitos, eliminado o que gera aflição e tristeza e dar mais espaço ao que gera valor e sentido.
Ninguém vai estar feliz e realizado cem por cento do tempo. Isso é praticamente impossível. Mas a gente precisa de estímulos, de gatilhos que nos motivem a buscar evoluir e encontrar prazer. Tome para si a responsabilidade de encontrar valor naquilo que faz, no que coloca sua atenção, energia e paixão. Só não se deixe paralisar. O excesso de carga mental e o exagero de planejamento podem fazer você estagnar e se esquecer que o prazer às vezes está justamente no caminho, na busca, em cultivar a presença.

Dan Buettner, um dos grandes mestres que cruzaram a minha vida, diz que as pessoas que podem articular seu propósito em apenas uma frase vivem em média mais oito anos, pois a partir de uma idade fica muito difícil e pesada a nossa jornada sem um objetivo claro. Eu encontrei o meu propósito: alertar a sociedade para os efeitos da aceleração da tecnologia e ajudar a descobrir como podemos prosperar nesses tempos tão desafiadores.

Para quem ainda não achou um objetivo concreto, sugiro uma ferramenta japonesa que se chama Ikigai – que significa o motivo pelo qual eu acordo todos os dias, ou seja, meu propósito de vida. Logo, podemos defini-la como um instrumento que nos ajuda a encontrar harmonia entre nossos desejos e expectativas – que não tem a ver, necessariamente, com produtividade ou conquistas materiais, já que ser um bom pai ou mãe, cuidar e ser presente na vida de parentes idosos ou ser um bom amigo e cidadão podem ser excelentes objetivos.
Para encontrar seu ikigai, é necessário responder a quatro perguntas que parecem simples, mas que precisam de reflexão para o autoconhecimento. As perguntas são:

- **O que você ama fazer?**
- **O que você faz bem?**
- **Pelo que você pode ser pago?**
- **O que você faz que beneficia o mundo?**

Essas perguntas formam um diagrama que ajuda a descobrir as quatro grandes áreas que dão propósito à nossa vida:

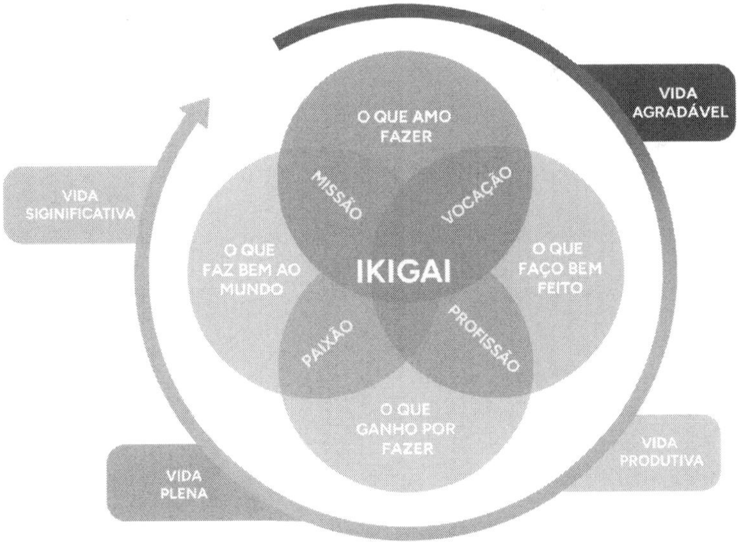

Fonte: ikigaiabrasil.com

Depois de responder a essas perguntas, você irá encontrar outras questões que o levarão a encontrar intercessões.

"Pare de se comparar com estranhos na internet"

Aproveito para retomar dois pontos que já foram falados antes, mas que cabem aqui: meditação e exercício físico – duas formas de ajudá-lo a se manter no momento presente, fortalecendo seus pensamentos para buscar seu propósito. Quando praticamos um exercício ou fazemos meditação, precisamos estar focados no nosso corpo, na respiração e, logo, no momento. Entender como reagimos aos estímulos que recebemos do ambiente externo ou como respondemos a determinados movimentos nos forçam a ficarmos totalmente concentrados no presente.

Com isso, é possível ter mais autoconhecimento, concentração, paciência, uma coisa vai puxando a outra. Ninguém falou que é fácil! Não desista por achar que não está dando certo. Dê o tempo que seu corpo precisa para se acostumar com esse novo estado e, pouco a pouco, essa prática de autocuidado vai se incorporar na sua rotina e trazer benefícios. E assim seu propósito passa a ser viver de uma forma mais tranquila, saudável, sem a preocupação com o que você vai conseguir mais adiante, mas, sim, desfrutando com mais tranquilidade do próprio caminho.

5. O poder da gratidão

"Toda alma doente precisa de um corpo são."

Haruki Murakami

Antes de o despertador tocar, Marcela já estava de pé. Tomou um copo de água morna com meio limão espremido, fez uma aula de alongamento pelo aplicativo e em seguida tomou um banho gelado. Depois, foi se sentar para tomar o café-da-manhã: suco verde, um ovo mexido e abacate. Às 7h estava pronta para ir trabalhar, com disposição e feliz por estar conseguindo manter as mudanças que havia se proposto a fazer. Não dependia mais de remédios para dormir, perdera peso e estava mais controlada em relação ao uso do celular. Mas a mudança mais radical ainda estava por vir: deixar o emprego que durante muitos anos havia sido um sonho de conquista para voltar a estudar e partir para uma transição de carreira.

A mudança fora pensada com calma, porque ela precisou guardar dinheiro durante alguns meses para enfrentar o desafio que estava se propondo a encarar. Mas viver na base da rotina e do estresse não estava dando certo, sua saúde mostrava os sinais. Então, por meio das conversas com seu health coach e das pequenas mudanças que ele vinha orientando no seu dia a dia, reuniu coragem para dar esse passo.

A meditação também vinha sendo uma grande aliada – logo ela, que achava que nunca conseguiria concentração e disciplina para isso. O início foi desanimador, porque enquanto estava sentada tentado manter o foco se via pensando nos problemas, planejando o dia, deixando outros pensamentos tomarem conta do momento. Mas Marcela continuou e deu uma chance para que seu corpo pudesse se adaptar e perceber que era uma nova fase. Ainda não conseguia praticar a meditação da forma como achava ideal, mas já havia evoluído muito desde que tinha decidido praticar. A ajuda de um profissional que a guiava e dava dicas foi essencial. Aos poucos, aprendia um pouco mais sobre ela mesma, descobria ser mais resistente e poderosa do que imaginava. E sentia gratidão por tudo o que vinha acontecendo, mesmo sabendo que a vida estava de pernas para o ar.

De acordo com um levantamento feito pelo Instituto Brasileiro de Geografia e Estatística (IBGE), as doenças crônicas não transmissíveis estão entre os maiores problemas de saúde pública do Brasil e do mundo. Aqui, cerca de 57 milhões de pessoas sofrem de pelo menos uma dessas doenças, com impacto na qualidade de vida, a ocorrência de mortes prematuras e, consequentemente, um resultado negativo para o sistema de saúde e para a sociedade. Veja os números de algumas doenças crônicas no país:

Hipertensão arterial.. 23%
Pressão alta.. 56,6%
Depressão... 5,8%
Colesterol alto 14,6%
Doenças do coração.. 5,3%

Essas doenças são responsáveis por mais de 72% de mortes – e as mulheres são as mais atingidas. E quais as causas dessas enfermidades?

1. **Tabagismo**
2. **Uso abusivo de álcool**
3. **Má alimentação**
4. **Excesso de peso**
5. **Sedentarismo**

Ao longo dos últimos anos, vimos a indústria alimentícia e a de medicamentos se beneficiarem desses problemas, ao custo de uma população cada vez mais doente. Frequentamos farmácias e consultórios médicos em busca de remédios para tratar aquilo que não fomos capazes de prevenir. Na maior parte das vezes, ignoramos os sinais que o corpo dá e não aproveitamos a vasta rede de informação que temos a nosso alcance. Sabemos onde está o perigo e o que precisamos fazer para evitar grandes danos, mas ainda assim temos dificuldade de fazer as escolhas certas.

Comida interfere no humor. O que comemos afeta nosso cérebro e nossa saúde mental.

Compras semanais de verduras, frutas e legumes
Aponte a câmera para saber mais!

Apesar dos grandes avanços na medicina e na tecnologia, continuamos agindo sem tirar partido de todo o conhecimento que já temos. Ao contrário, nos tornamos escravos de remédios para dormir, para emagrecer e usamos a tecnologia contra nós mesmos, nos tornando dependentes e sedentários. E todo o sistema no qual estamos inseridos estimula esse comportamento, vendendo as facilidades de uma comida pronta congelada, cheia de sódio e conservantes, que vai te brindar com mais tempo para ficar no sofá apertando os botões do controle remoto ou deslizando a tela do celular. Depois de alguns anos repetindo os mesmos hábitos, são as farmácias que vão lucrar com tudo o que você vai precisar para tratar de doenças que poderiam ter sido evitadas.

Não há fórmula mágica e nem é possível terceirizar a sua saúde: as mudanças dependem da sua vontade de mudar e de um certo esforço para colocar em prática novas resoluções. Mas, cuidado: não vá se torturar se sentindo um fracassado ou fracassada porque tem dificuldade para começar e manter novos hábitos. Isso gera ansiedade e cria armadilhas, a chance de você se boicotar é grande, vai acabar dando tudo errado.

Comece escolhendo aquilo que parece mais fácil colocar em prática desde já. Se seu problema for falta de dinheiro, então não imponha como meta ter que comprar um novo par de tênis ou roupas de ginástica para poder se exercitar. Tente se virar com o que tem a mão. Se você é daqueles que nunca cozinhou, experimente receitas mais simples (o Youtube é um grande aliado para os menos experientes, dá para pausar um vídeo, rever quantas vezes for necessário para acompanhar o passo a passo). Aos poucos, você vai se surpreender querendo se arriscar em pratos mais ousados.

E que tal estabelecer a meta de dormir uma hora mais cedo? Provavelmente você vai ter que abrir mão de um novo capítulo da série que está bombando no streaming ou deixar de lado o bate-papo pelo celular, mas logo os benefícios serão perceptíveis e o hábito vai se incorporar na sua rotina.

São muitas as possibilidades de operar pequenas transformações, e nem sempre você precisar fazer algum investimento financeiro. Ao longo dos anos, a experiência me ensinou que uma boa rotina ao acordar pode dar o tom do resto do seu dia. Nesse caso, você só precisa se disciplinar e incorporar algumas práticas logo pela manhã. As que indico são:

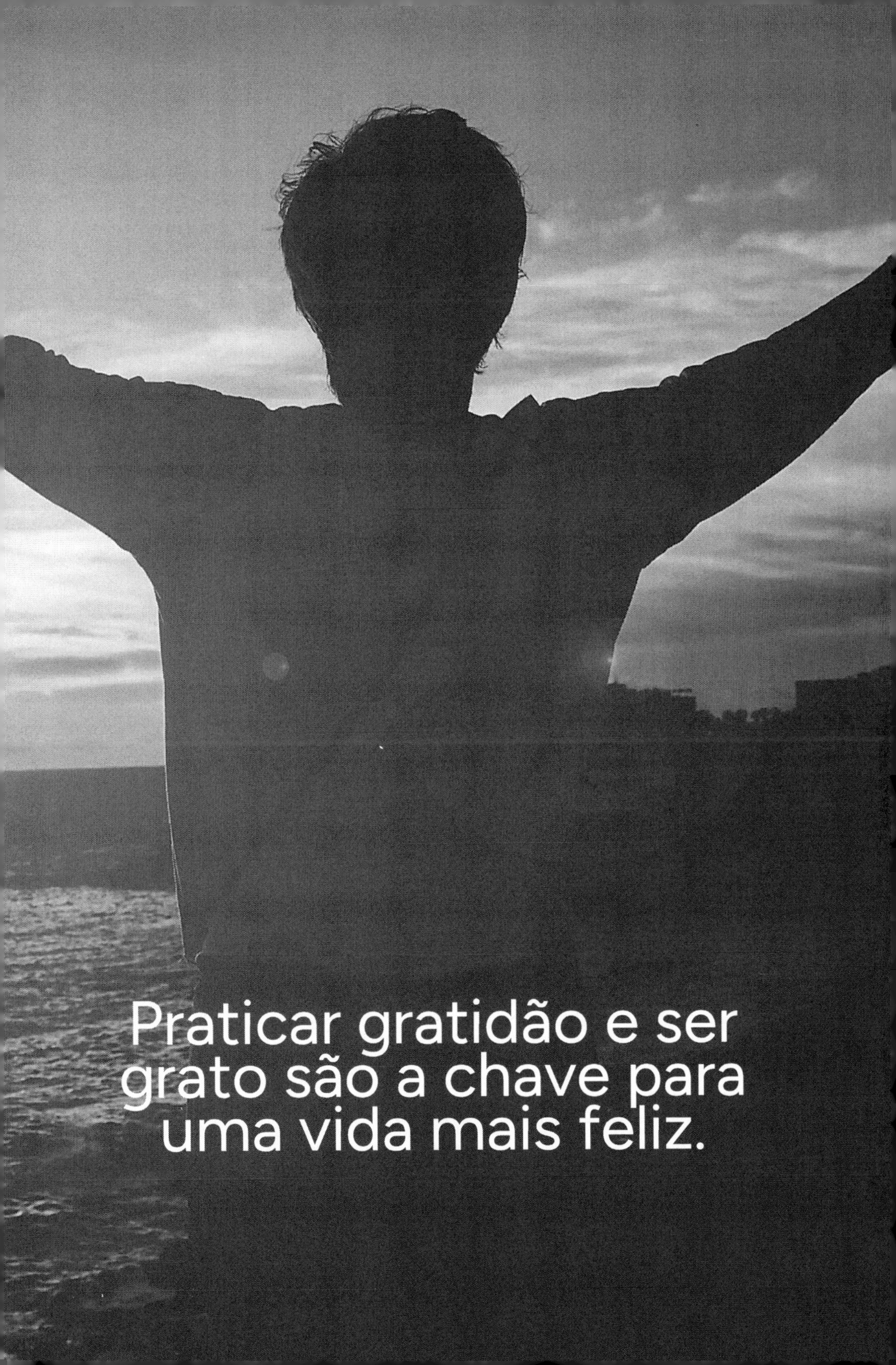
Praticar gratidão e ser
grato são a chave para
uma vida mais feliz.

1. Assim que acordar, deixe a luz natural entrar no seu quarto. Isso sinaliza para o cérebro que é hora de despertar e freia a produção de melatonina, um hormônio produzido na glândula pineal, que tem como principal função regular o ciclo do sono.

2. Arrume a sua cama.

3. Escove a língua com um raspador de cobre (é fácil encontrá-lo para compra pela internet).

4. Dedique 60 a 180 segundos a um banho frio.

5. Beba um copo de água morna com meio limão espremido.

6. Incorpore uma rotina de prece ou meditação, com ênfase na gratidão.

A gratidão estimula o hipotálamo e ajuda a liberar ocitocina na corrente sanguínea. É uma prática que vem sendo estudada e que faz parte do movimento da psicologia positiva. Isso ajuda a reduzir a ansiedade, o medo e melhoram a sensação de prazer. As pessoas que se sentem gratas costumam ter mais vitalidade, otimismo e satisfação em relação às suas vidas.

Segundo a pesquisadora Fuschia Sirois, da Universidade de Sheffield, na Inglaterra, o sentimento de gratidão faz com que diminua os níveis de estresse no organismo, porque as pessoas passam a ter uma postura mais positiva diante da vida. Como consequência, diminuem as inflamações no corpo e a preocupação, o que garante melhora do humor e noites de sono mais tranquilas. Com isso, a tendência é que haja mais disposição e facilidade de cultivar hábitos saudáveis.

Evite reclamar gratuitamente. Na maioria das vezes, temos mais a agradecer do que reclamar, mas não nos damos conta disso. Ouvi de um mestre de Cabala, em Jerusalém, a seguinte parábola:

"Se você tem o hábito de reclamar que a vida está ruim, Deus, ou o Cosmos, vai te responder: 'você acha que isso é ruim? Vou te mostrar o que realmente é ruim.' Mas se você tem o hábito de agradecer as coisas positivas na sua vida, Deus ou o Cosmos vai responder de volta: 'você acha que isso é bom? Vou te mostrar o que realmente é bom'."

Há várias maneiras de praticar a gratidão. Se você é adepto da meditação, por exemplo, pode aproveitar alguns minutos de concentração para pensar em pequenos detalhes da vida que te fazem feliz. Agradeça as coisas mais simples, reconhecendo que é um privilégio poder conviver com pessoas que você ama e desfrutar de situações que são corriqueiras, mas muito especiais no seu dia a dia.

Outra ideia é fazer um diário da gratidão. Você pode escrever num caderno, no computador ou até no celular – o importante é você ter um lugar no qual vai registrar, todos os dias, alguma coisa pela qual você deve agradecer. Isso vai ajudar a manter o foco nas coisas boas, desviando a atenção daquilo que te aflige. E faz com que a gente perceba que, na verdade, tem mais coisas para agradecer do que para reclamar.

Dicas para rejuvenescer seu cérebro
Aponte a câmera para saber mais!

Sugestão de exercício:

Tente passar um dia inteiro sem reclamar ou criticar.

Valorize o que você já conseguiu construir e conquistar, em vez de se cobrar tanto pelo que ainda acha que precisa fazer. Crie o hábito de se autoelogiar: olhe no espelho e crie intimidade com o que vê lá refletido. Atente para o seu corpo, que é seu templo, e o valorize.
Também faz parte da minha rotina beber pela manhã meio limão espremido com água morna, ainda em jejum. Depois de beber, ainda permaneço em jejum por mais 30 minutos. Segundo os especialistas, os benefícios da água com limão são:

- **Tem efeito diurético e purificador**
- **Aumenta a imunidade**
- **Dá energia e melhora o humor**
- **Melhora o hálito**
- **Melhora a digestão**
- **Ajuda a perder peso**
- **Fornece vitamina C**

Já o banho gelado, que pode ser mais difícil de ser incorporado, tem outras vantagens:

- **Tira da zona de conforto**
- **Melhora a resiliência**
- **Aumenta o estado de alerta**
- **Melhora a pele e o cabelo**
- **Estimula a perda de peso**
- **Aumenta a fertilidade**
- **Aumenta a imunidade**
- **Melhora a circulação**
- **Drena o sistema linfático**
- **Ajuda na recuperação dos músculos**

A yoga entrou na minha vida como uma alternativa para acalmar meu corpo e minha mente, uma prática de autocuidado e autoconhecimento. Normalmente, faço yoga seguida de meditação, o que me leva a um estado de relaxamento profundo. A yoga se popularizou no Ocidente a partir dos ásanas, que são posturas corporais realizadas em condição de conforto e estabilidade, com o objetivo de preparar o praticante para as técnicas de respiração e meditação. A respiração e os centros emocionais do cérebro estão interligados, por isso as emoções afetam diretamente a respiração. Por outro lado, a respiração também interfere no estado mental e nas emoções. É uma habilidade cultivada através da prática de manter o foco no momento presente. A intenção é observar, ouvir e sentir, em vez de julgar ou raciocinar sobre qualquer coisa.

Observe sua postura: sente-se numa posição confortável, mantenha a coluna ereta e relaxe as tensões do corpo. Escolha um objeto de atenção (que pode ser uma imagem, uma palavra, uma frase, seu corpo ou respiração). Sempre que sua mente se desviar do foco escolhido, retorne sua atenção, com calma, e recomece.

Então, eu convido você a incorporar esses hábitos na sua rotina diária, e logo será possível perceber os benefícios no seu corpo e na sua saúde mental. Com o passar do tempo, a raiva, a preocupação e a tristeza serão sentimentos mais raros e os reflexos de uma mente mais tranquila serão sentidos num corpo mais forte e resistente.

A saúde do cérebro

Durante a minha formação no Instituto de Nutrição Integrativa, em Nova York, um dos profissionais que mais me impactaram foi o psiquiatra e autor de vários best-sellers, Dr. Daniel Amen. Ele defende, com base em pesquisas, que deveríamos mudar o enfoque de como encaramos nossa saúde mental – inclusive falando em saúde do cérebro, em vez de saúde mental.

Bem-humorado e de uma maneira muito inteligente, o Dr. Amen fala que deveríamos incentivar a inveja de quem tem um cérebro saudável – uma vez que não vemos esse órgão, acabamos reunindo esforços e energia para obtermos um corpo sarado, nos esquecendo justamente do mais complexo e primordial órgão para uma vida com saúde.

O cérebro pesa cerca de 2% de nosso peso e consome em média 25% de nossas calorias. Ele é formado por 10 bilhões de células nervosas, tem mais conexões do que estrelas no universo, perde uma média de 85.000 células por dia e mantém um fluxo de informações que viajam internamente a 400 Km/h.

No início da carreira, o Dr. Daniel teve o insight de que a psiquiatria era a única especialidade em medicina que não usava exames para auxiliar seus diagnósticos.

Então, desenvolveu diagnósticos por meio imagens no SPECT (Single Photon Emission Computed Tomography), que permite verificar a atividade em diversas áreas do cérebro. Depois de 22 anos e reunindo um banco com mais de 83.000 imagens (o maior do mundo para esse tipo de exame), ele chegou à conclusão de que é possível melhorar a saúde do cérebro e, assim, mudar a saúde como um todo, baseado no conceito de neuroplasticidade.

Cérebro saudável

+ Feliz

+ Saudável

+ Sábio

+ Criativo

+ Inovativo

Cérebro não saudável

+ Triste

+ Doente

+ Pobre

+ Inflexível

O que, segundo ele, atrapalha a saúde do cérebro:

- Lesões cerebrais (esportes de impacto são péssimos, principalmente para crianças, cujo cérebro ainda está em formação)
- Álcool e drogas
- Obesidade
- Cigarro
- Pressão alta
- Diabete
- Poluição
- Sedentarismo
- Pensamentos negativos

E o que ajuda a saúde do cérebro:

- Manter conexões sociais positivas
- Estudar novos assuntos
- Ter boa alimentação (principalmente boas gorduras, como nozes, azeite de oliva, abacate, sardinha)
- Dormir por pelo menos 8 horas
- Fazer exercício
- Estar fisicamente saudável
- Manter a ansiedade em um nível saudável
- Praticar meditação
- Cultivar o hábito da gratidão

O melhor antidepressivo, segundo o Dr. Daniel Amen, não é Prozac, mas a gratidão. Ele incentiva seus pacientes a escreverem todos os dias três coisas boas que aconteceram, para criarem o hábito de o cérebro focar mais no positivo. Em três semanas já é possível notar uma diferença significativa no nível de felicidade.

Devido à nossa herança evolutiva, os neurocientistas afirmam que nosso cérebro funciona como um velcro para notícias ruins e um tefal para as boas. Durante milhares de anos, era essa a lógica que salvava a vida em ambientes como a savana africana, onde é importante saber como se proteger e de quem manter distância.

Um dos conselhos mais importantes do Dr. Amen é para não acreditarmos em cada pensamento idiota que temos – em geral a mente humana tem 5.000 pensamentos por dia.

A boa notícia é que a saúde do cérebro pode se recuperar, mas para isso é importante tomar boas decisões e fazer boas escolhas. Normalmente, os benefícios começam a aparecer em cerca de dois meses.
Mãos à obra!

"Tudo é energia.
E isso é tudo o que há.
Sintonize a frequência que
você deseja e,
inevitavelmente, essa
é a realidade que você
terá. Não tem como
ser diferente. Isso não
é filosofia, é física."

Albert Einstein

6•
O que as *Blue Zones* têm a nos ensinar?

"Nada em excesso."

Inscrição gravada no templo de Apolo, em Delfos, na Grécia.

Marcela está feliz. Não imaginava que com 6 meses de disciplina, a vida já seria mais leve, o corpo mais flexível e a disposição estaria renovada. Os fins de semana não eram mais apenas para dormir até tarde e se alimentar de maneira desregrada. Agora, naturalmente, ela acordava com vontade de se mexer, já pegava a bicicleta e saía para uma volta pelo bairro, aproveitando o vento no rosto e a sensação de ter as rédeas da própria vida.

Como uma mudança estimula outra, tudo passou a ser diferente: seu lazer não estava mais restrito a passeios em shopping ou horas ligada na TV. Foi, aos poucos, conhecendo melhor a cidade em que já vivia há tanto tempo, mas que só descobriu melhor de fato quando resolveu olhar para onde não costumava ver nada. Ia participar da primeira corrida de rua e vinha se preparando para isso, melhorando a resistência das pernas, se alimentando com mais cuidado e bebendo muita água.

Uma coisa era certa: perto de fazer 40 anos, ela sentia que estava vivendo a melhor fase da vida. E que poderia perfeitamente viver mais 40 anos com saúde, sem dores ou problemas que a impedissem de andar e fazer as coisas de que gostava.

O envelhecimento é um processo natural e contínuo, e isso não é novidade. A questão é: o que você vem fazendo do que o tempo faz com você? Os jovens não costumam pensar na velhice, que é sempre tido como algo distante e que só vai incomodar quando o momento chegar. Mas temos a opção de apostar na qualidade de vida, cuidando do corpo e da mente, para que a idade não seja um peso difícil de carregar.

O último censo demográfico feito no Brasil, em 2000, constatou que 8,6% da população brasileira tem 60 anos ou mais (quase 15 milhões de pessoas). Esse contingente não pode ser desprezado. Com o avanço da tecnologia, tem sido possível garantir mais autonomia para essas pessoas, além de ampliar a possibilidade de comunicação e relacionamento com a comunidade, os amigos e a família.

Estudos indicam que apenas 20% da longevidade são ditadas por genes – os outros 80% são ditados pela tecnologia, pelo ambiente e estilo de vida. Essas pesquisas foram feitas pelo astrofísico e demógrafo Michel Poulain, ao lado do médico Gianni Pes, que no ano 2000 mapeou aldeias na Sardenha onde se concentravam a maior incidência de habitantes longevos.

Em 2005, o jornalista americano Dan Buetner se interessou pelos estudos e ampliou a pesquisa para outros locais do mundo. Eles conseguiram identificar cinco locais no planeta onde as pessoas vivem por mais tempo e com qualidade de vida – todas com características de estilo de vida em comum que servem como exemplo para todos os que pretendem também ter uma vida longeva e saudável. Essas regiões foram chamadas de Blue Zone: Okinawa, no Japão; a região montanhosa da Barbagia, na Sardenha; a comunidade Loma Linda, na Califórnia; a península de Nicoya, na Costa Rica e a ilha Ikaria, na Grécia.

Com base no que viram nessas regiões, foram identificadas algumas atitudes que podem ajudar as pessoas a terem longevidade mantendo a autonomia e qualidade de vida. São elas:

- **Convívio social e senso de comunidade**
- **Prática de atividades físicas**
- **Propósito de vida**
- **Tempo de qualidade**
- **Alimentação equilibrada, com uma dieta baseada principalmente em plantas (e cuidando para que, a cada refeição, o prato esteja ocupado com até 80% de comida)**
- **Pertencimento a uma comunidade espiritual**

O que podemos concluir a partir do que a pesquisa revelou é que não há novidade em relação ao que já sabemos sobre o que é necessário para manter uma vida plena, saudável e feliz. As blue zones são o exemplo prático de que a disciplina e o autocuidado são imprescindíveis se quisermos viver por mais tempo, com independência e saúde.

A medicina avançou e proporciona benefícios que vêm se tornando cada dia mais acessíveis à população. Mas de nada adiantam os cosméticos, vitaminas, complementos e procedimentos estéticos se a máquina não estiver calibrada para se manter de pé e em funcionamento. Quem sonha em viver por muito tempo quer poder desfrutar da lucidez, do convívio com a família e os amigos, da liberdade de ir e vir. Então, o melhor remédio é começar, o quanto antes, a estimular corpo e mente para que a vida possa ser longa e prazerosa.

Depois de pedir demissão e trocar o aluguel caro por um apartamento que acomodasse suas novas necessidades e renda, Marcela se sentiu livre. O que tinha vivido no último ano parecia impossível se alguém a tivesse dito que tudo aquilo aconteceria e, melhor, a deixando mais feliz. Não foi uma decisão que teve simplesmente um início e uma chegada. Ela vinha desfrutando do processo e sentia que as mudanças que havia abraçado nessa nova fase poderiam fazer parte da vida dela para sempre. Com a nova rotina, chegaram novos amigos. E uma muito especial: a cachorrinha Sunshine, que seria uma companheira importante para driblar a solidão nos dias mais difíceis. Sim, porque Marcela já tinha entendido que a vida não tem manual e é feita de altos e baixos. Já sabia tudo o que deveria fazer para promover a produção dos hormônios que beneficiavam a sua saúde, mas também vinha tentando conviver bem com a ideia de que coisas boas e ruins aconteciam a todo o momento. E que ela poderia encarar isso com o arsenal de informações que acumulara nos últimos tempos, graças à ajuda do seu health coach: viver o presente, aproveitar a natureza, se alimentar com consciência, cuidar do seu lado espiritual, fazer bom uso da tecnologia, convier com os amigos, com seu pet e ser grata. Resgatar a simplicidade da vida, para salvar a si mesma.

O século do cansaço
Aponte a câmera para saber mais!

"Permanecer emocionalmente saudável numa sociedade que cobra frequentemente o desempenho é o grande desafio do século XXI."

Jairo Bouer

Considerações finais

"Felicidade é a virtude das virtudes"

Aristóteles

Querido leitor,
Foi um privilégio ter você aqui nesta jornada rumo a uma melhor versão de si próprio. Quero finalizar o livro com algumas considerações importantes.

Quando iniciei o Projeto Luz, em abril de 2020, no segundo mês da pandemia de covid-19, já tinha ficado muito claro para mim que estávamos prestes a viver o agravamento dos problemas relacionados à saúde mental. Como expliquei na introdução, eu havia estudado para fazer as séries Mundo Tela e O futuro do trabalho, então, quando começou a pandemia, senti que poderia dar minha contribuição naquele momento histórico, falando sobre o tema saúde mental de uma forma leve, com design e linguagem modernos e sempre focando na solução, e não no problema. A intenção era retirar o estigma que ronda esse tema e assim tentar deixá-lo mais acessível. Na época, eu morava ao lado de um bosque com uma trilha que podia ser percorrida em 10 minutos e desembocava numa cachoeira. Esse lugar se tornou meu espaço de meditação, de reflexão e ajudou a resolver muitos impasses, iluminou o caminho que eu deveria tomar e me inspirou a pensar em temas que poderia abordar, tudo a partir daqueles momentos fantásticos de contemplação.

Há uma ideia espiritual muito interessante, que é parte do DNA da Bíblia, que entende o ser humano como uma criação e, ao mesmo tempo, cúmplice e cocriador da energia e espaço infinitos que alguns chamam de Deus. Segundo a tradição judaico-cristã, todos nós temos a corresponsabilidade de melhorar e reparar o mundo. Existe inclusive um termo em hebraico que significa, literalmente, "consertar o mundo": Tikkun Olam. Entendo que esse deveria ser um dos nortes de nossa existência – nunca será demais apelar para que o ser humano se disponha a fazer um pouquinho para melhorar o mundo, em especial em momentos complexos, seja espalhando conhecimento, tratando as pessoas com generosidade, enxergando o próximo e respeitando as diferenças, exercendo a empatia e reconhecendo que há muita gente que carrega um fardo muito pesado. Portanto, livre-se dos julgamentos.

Talvez meu fascínio e interesse pelo cérebro tenha nascido há muitos anos, depois da trágica perda de meu irmão, quando eu tinha 12 anos de idade. Instintivamente fui buscar minha cura no surf, que reúne natureza e produção de endorfinas e adrenalina, frutos de um esporte de risco. Isso, de certa forma, me preservou enquanto o mundo desabava ao meu redor. Então, desde muito novo pude comprovar como certas ações criam resultados: aos 17 anos eu já estava surfando as maiores ondas do mundo, no Hawaii. Como disse meu filho e já dividi aqui com vocês: eu nunca desisto, estou sempre buscando criar novas rotinas e ter hábitos saudáveis para, justamente, me proteger quando as tempestades no caminho vierem me desafiar. Elas sempre vêm.

Com isso, me tornei um profissional dedicado a ajudar outras pessoas a buscarem novas e melhores versões delas mesmas, mas sem me esquecer de que eu também sou um indivíduo em constante construção. Uma pessoa real, que não tem todas as respostas ou fórmulas para abrandar o sofrimento, dissipar as angústias ou que acredita numa frase pronta para tirar alguém da depressão. Mas entendo o valor que há em nos dedicarmos a produzir os bons hormônios (serotonina, endorfina, dopamina e oxitocina) e reduzir a produção do cortisol – hormônio relacionado ao estresse. Esse é o fio condutor do projeto luz.

No início da série, uma das minhas ideias foi me autointitular "guru de porra nenhuma", uma crítica à proliferação de pseudogurus de mídia social. O que eu queria era reunir, reproduzir e agregar, de uma forma simples e acessível, o que há de mais interessante produzido pelos maiores expoentes da atualidade em saúde física e mental, muitos dos quais foram meus mestres no Instituto de Nutrição Integrativa, em Nova York. Quero compartilhar o que eu poderia chamar de matemática da saúde e da felicidade – nada mais que isso.

Também gostaria de deixar claro que sou fã da tecnologia e acho que ela tem o potencial de resolver grandes problemas da humanidade. Certa vez, numa palestra, um ouvinte perguntou a Thomas Friedman, escritor e repórter do New York Times, se Deus estava no ciberespaço. Atônito, o jornalista não soube o que responder. Passado algum tempo, ele fez essa mesma pergunta para um rabino, que respondeu: Deus está onde você deixa Ele entrar. Um simples smartphone como o que utilizamos no ano de 2022 tem o equivalente a 1 milhão de dólares de investimento em tecnologia feito nos últimos 20 anos. Então, temos nas mãos uma ferramenta poderosa e que pode ser usada para fazer o bem, seja para disseminar boas informações, seja para comunicar de uma forma afetuosa e gentil, evitando disseminar ódio e desinformação e criar um ambiente ainda mais toxico e polarizado.

O ser humano é o ápice da criação e da vida que aconteceu neste planeta há 4 bilhões de anos, não faz sentido não cuidarmos desse organismo ultrassofisticado com carinho e reverência. Você não colocaria o combustível errado no seu carro, então por que não se preocupa em ter o mesmo cuidado consigo mesmo?

Como diz meu mestre Joshua Rosenthal, o nosso estado natural é a saúde, não deve ser extremamente difícil atingirmos esse estado. Encontrar nosso propósito, achar uma prática espiritual e manter boas escolhas de alimentação e atividade física irão trazer como resultado vai ser a qualidade de vida.

Ouvi uma vez em uma aula que somos um supercomputador, e quando colocamos algo nocivo dentro de nosso organismo é como se estivéssemos recorrendo a um software pirata com vírus, o que pode gerar uma série de doenças a médio e longo prazo, como diabetes, obesidade, doenças cardiovasculares, Alzheimer, demência, entre tantas outras. Meu objetivo principal é conscientizar você de que o melhor investimento que existe é o cuidado com sua saúde física e mental.

Um habitante de uma grande cidade recebe em média 3 mil mensagens publicitárias por dia, o que dá cerca de 1 milhão de estímulos por ano, gerando desejos inalcançáveis e desviando o nosso foco do que realmente importa.

Você já ouviu a frase: as pessoas gastam o dinheiro que não têm comprando coisas que não precisam para impressionar pessoas que não gostam? Pois as pessoas de que gostamos não precisam ser impressionadas. Esse fenômeno é chamado de Samsara pelo budismo – o ciclo de renascimento e morte, ou a ignorância do verdadeiro Eu, devido a um ciclo infinito de desejos.

É importante destacar que reduzir nosso bem-estar à produção de bons hormônios, simplesmente, pode nos levar a uma visão equivocada e simplificada do que é bem-estar. Somos seres ultracomplexos e cada um tem seu tempo e sua bioindividualidade. Não devemos nos cobrar demais, cada um tem seu tempo, que deve ser respeitado e celebrado. Há um filósofo sul-coreano chamado Bin Chul Han que escreveu o livro Sociedade do cansaço, no qual defende a ideia de que no século XX vivíamos na sociedade da disciplina, éramos cobrados por nossos patrões, pais e professores; no século XXI, vivemos na sociedade do desempenho, sob a pressão incessante que nós mesmos internalizamos, com cobranças que criam uma série de doenças ligadas a esse fenômeno: síndrome de burnout, síndrome do pânico, hiperatividade, ansiedade e depressão.

Precisamos estar cientes de que, do ponto de vista da neurociência, temos mais chances de sermos felizes nos satisfazendo com menos do que desejando mais.

Certa vez perguntaram a um grande mestre cabalista, o Rebbe Nachman de Breslov, que viveu na Ucrânia, no século XVIII, qual era a distância entre o Oriente e o Ocidente. Ele, sem titubear, respondeu: uma curva de 180 graus. As pessoas ficaram sem entender, então ele explicou que uma curva de 180 graus representa uma mudança de enfoque. É quando mudamos a direção, encontramos outro caminho; se, por exemplo, estamos vivendo sem priorizar nossa saúde, a curva significaria ter um novo enfoque: o começo da nossa jornada a uma melhor qualidade de vida.

O objetivo deste livro é convencê-lo a fazer essa curva. Os resultados virão com disciplina, perseverança, autorrespeito e amor-próprio. Se eu tiver conseguido ajudá-lo nessa mudança, estarei mais próximo do meu propósito. Esse é a minha contribuição para o mundo. Ajudar você a encontrar a sua melhor versão.

Boa sorte na sua jornada!

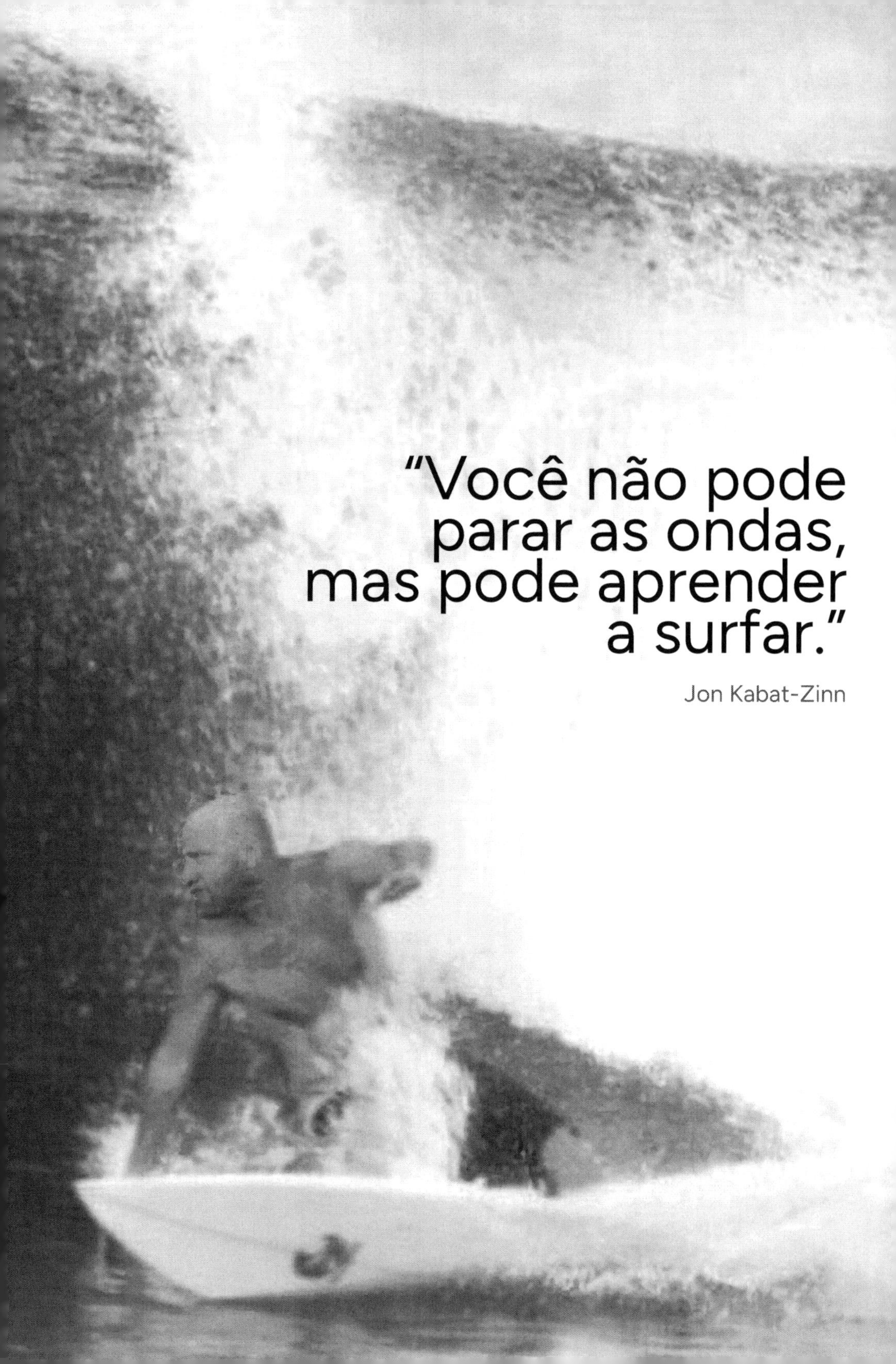

"Você não pode parar as ondas, mas pode aprender a surfar."

Jon Kabat-Zinn

Caso você queira continuar a conversa sobre os assuntos tratados aqui, me encontre pelos seguintes canais:

www.rogeriorandolph.com.br
rogerio.randolph@gmail.com
Instagram: @rogeriorandolph
Facebook: Rogerio Randolph
You Tube: Projeto Luz - Rogerio Randolph
Spotify: Podcast Rogerio Randolph

Até breve!

Referências

AGRELA, L. Cérebros se conectarão à internet em 2030, diz futurólogo. 8 jun. 2015. Exame. Disponível em: https://exame.com/tecnologia/cerebros-se-conectarao-a-internet-em-2030-diz-futurologo/. Acesso em: 8 dez. 2022.

BEZERRA, J. Nazismo. Toda Matéria. Disponível em: https://www.todamateria.com.br/nazismo/. Acesso em: 9 dez. 2022.

BLUE Zones: 5 lições das regiões mais saudáveis do planeta. 25 out. 2021. Estadão. Disponível em: https://summitsaude.estadao.com.br/saude-humanizada/blue-zones-5-licoes-das-regioes-mais-saudaveis-do-planeta/. Acesso em: 9 dez. 2022.

BONS amigos: o segredo da felicidade, segundo Harvard. s/d. El Hombre. Disponível em: Bons amigos: o segredo da felicidade, segundo Harvard (elhombre.com.br). Acesso em: 9 dez. 2022.

BRITO, S. As 'pistas' do fim de relacionamento podem estar nas redes sociais. De acordo com pesquisa, as pessoas expõem suas frustrações muito antes de o namoro acabar. 12 fev. 2021. Veja. Disponível em: As 'pistas' do fim de relacionamento podem estar nas redes sociais | VEJA (abril.com.br). Acesso em: 9 dez. 2022.

CALLIARI, M. Brasil fica em 1º lugar entre 28 países, em ranking dos que mais sentem solidão. 8 mar. 2021. Ipsos. Disponível em: https://www.ipsos.com/pt-br/brasil-fica-em-1o-lugar-entre-28-paises-em-ranking-dos-que-mais-sentem-solidao#:~:text=A%20sensa%C3%A7%C3%A3o%20de%20solid%C3%A3o%20aumentou,negativo%20em%20sua%20sa%C3%BAde%20mental. Acesso em: 9 dez. 2022.

CAMARGO, E. M.; AÑEZ, C. R. R. Diretrizes da OMS para atividade física e comportamento sedentário. s/l. 2020. Disponível em: 9789240014886-por.pdf (who.int). Acesso em: 8 dez. 2022.

CAMPOS, A. C. IBGE: pelo menos uma doença crônica agetou 52% dos adultos em 2019. Agência Brasil. Disponível em: https://agenciabrasil.ebc.com.br/saude/noticia/2020-11/ibge-pelo-menos-uma-doenca-cronica-afetou-52-dos-adultos-em-2019. Acesso em: 9 dez. 2022.

CONTE, J. Quase 60 milhões de brasileiros têm alguma doença crônica. 27 ago. 2021. Dráuzio/UOL. Disponível em: https://drauziovarella.uol.com.br/saude-publica/quase-60-milhoes-de-brasileiros-tem-alguma-doenca-cronica/. Acesso em: 8 dez. 2022.

DIAMANDIS, P. H; KOTLER, S. O futuro é mais rápido do que você pensa: como a convergência tecnológica está transformando as empresas, a economia e nossas vidas. Rio de Janeiro: Objetiva. 2021.

ENTENDA o que é endorfina e como ela funciona no seu corpo. 15 mar. 2021. OMRON. Disponível em: https://conteudo.omronbrasil.com/o-que-e-endorfina/. Acesso em: 9 dez. 2022.

FELICIDADE e bem-estar: o que a neurociência tem a ver com isso? Albert Einsten –Instituto Israelita de Ensino e Pesquisa. Disponível em: https://ensinoepesquisa.einstein.br/fiquepordentro/noticia/felicidade-e-bem-estar-o-que-a-neurociencia-tem-a-ver-com-isso. Acesso em: 8 dez. 2022.

FRIEDMAN, T. L. Obrigado pelo atraso: um guia otimista para sobreviver em um mundo cada vez mais veloz. Tradução de: Cláudio Figueiredo. Rio de Janeiro: Objetiva. 2017.

GALLOWAY, S. A álgebra da felicidade: notas sobre a busca por sucesso, amor e significado. Rio de Janeiro: Alta Life. 2020.

JORDÃO, F. O que é a lei de Moore. 9 out. 2008. TecMundo. Disponível em: https://www.tecmundo.com.br/curiosidade/701-o-que-e-a-lei-de-moore-.htm. Acesso em: 9 dez. 2022.

LABOISSIÈRE, P. No Dia Mundial da Saúde, OMS alerta sobre depressão. Abr. 2017. Revista História, Ciências, Saúde – Manguinhos. Disponível em: https://www.revistahcsm.coc.fiocruz.br/no-dia-mundial-da-saude-oms-alerta-sobre-depressao/#:~:text=De%20acordo%20com%20a%20OMS,17%2C4%20milh%C3%B5es%20de%20casos. Acesso em: 9 dez. 2022.

LET´S talk about your brain. Amen Clinics. s/d. Disponível em: https://www.amenclinics.com/services/brain-spect/. Acesso em: 9 dez. 2022.

MARQUES, J. R. O que é neurociência? 4 jun. 2019. Instituto Brasileiro de Coaching. Disponível em: https://www.ibccoaching.com.br/portal/coaching-e-psicologia/o-que-e-neurociencia/#:~:text=A%20evolu%C3%A7%C3%A3o%20da%20neuroci%C3%AAncia&text=O%20termo%20Neuroci%C3%AAncia%20surgiu%20recentemente,constitu%C3%ADdo%20por%20milhares%20de%20c%C3%A9lulas. Acesso em: 8 dez. 2022.

MINISTÉRO DA SAÚDE. Exercício físico x Atividade física: você sabe a diferença? 26 ago. 2020. Disponível em: https://www.gov.br/saude/pt-br/assuntos/saude-brasil/eu-quero-me-exercitar/noticias/2021/exercicio-fisico-x-atividade-fisica-voce-sabe-a-diferenca. Acesso em: 9 dez. 2022.

MOSLEY, M. Por que sentir gratidão faz bem à saúde. 11 jul. 2021. BBC News Brasil. Disponível em: https://www.bbc.com/portuguese/geral-57767232. Acesso em: 9 dez. 2022.

SILVA, Daniel Neves. União Soviética. Brasil Escola. Disponível em: https://brasilescola.uol.com.br/historiag/uniao-sovietica.htm. Acesso em 16 de dezembro de 2022.

OBJETIVOS de Desenvolvimento Sustentável (ODS). Pacto Global Rede Brasil. Disponível em: https://www.pactoglobal.org.br/ods. Acesso em: 9 dez. 2022.

O QUE o cérebro humano tem de tão especial? s/d. Mega imagem. Disponível em: O que cérebro humano tem de tão especial? - Mega Imagem. Acesso em: 9 dez. 2022.

OLIVEIRA JUNIOR, A. Fatos sobre o nosso cérebro/aprendizagem que você precisa saber. 23 jun. 2020. O Antifrágil. Disponível em: Fatos sobre o nosso cérebro/aprendizagem que você precisa saber - O Antifragil. Acesso em: 9 dez. 2022.

O PODER da meditação para sua saúde. 5 jun. 2019. Aqua Vitae. Disponível em: https://clinicaaquavitae.com.br/o-poder-da-meditacao-para-sua-saude/. Acesso em: 9 dez. 2022.

ORGANIZAÇÃO PAN-AMERICANA DE SAÚDE. Depressão. Disponível em: https://www.paho.org/pt/topicos/depressao. Acesso em: 9 dez. 2022.

PINKER, Steven. O novo iluminismo: em defesa da razão, da ciência e do humanismo. São Paulo: Companhia das Letras, 2018.

RAMIREZ, G. Serotonina: o que é, para que serve e quando está em baixa. Abr. 2022. Tua Saúde. Disponível em: https://www.tuasaude.com/serotonina/. Acesso em: 8 dez. 2022.

SCHUCK, C. LUGLIO, A. CARVALHO, G. Maior parte dos grãos vira ração, e não alimento humano. 17 abr. 2018. Época Negócios. Disponível em: https://epocanegocios.globo.com/colunas/noticia/2018/04/maior-parte-dos-graos-vira-racao-e-nao-alimento-humano.html. Acesso em: 9 dez. 2022.

TEM salmão verdadeiro no Brasil? Confira isto. Instituto de Pesca. Governo do Estado de São Paulo. Disponível em: https://www.pesca.sp.gov.br/blog/ip-na-midia-16/tem-salmao-verdadeiro-no-brasil-confira-isto-salmao-verdadeiro-8877#:~:text=Salm%C3%A3o%20que%20chega%20ao%20Brasil,de%20muita%20ra%C3%A7%C3%A3o%20e%20antibi%C3%B3ticos. Acesso em: 9 dez. 2022.

TURKLE, S. Alone Together: Why We Expect More from Technology and Less from Each Other. New York: Basic Books. 3rd. 2017.

VIVEK, W. The Driver in the Driverless Car: How Technology Choices Create the Future. Oakland: Berrett-Koehler Publishers. 2017.

VIVEK, W.; SALKEVER, A. Your Hapiness Was Hacked.: Why Tech Is Winning the Battel to Control Your Brains – And Hoe to Fight Back. Oakland: Berrett-Koehler Publishers. 2018.